Cristina Ramos Pérez

PLAN DE CUIDADOS DE LA DIABETES MELLITUS PARA ENFERMERÍA

FORMACIÓN ALCALÁ

Se terminó de imprimir en los talleres gráficos de Editorial Zumaque en
Polígono Industrial El Retamal, calle olivo 12, Alcalá la Real (Jaén)
en noviembre de dos mil veintidós.

Su opinión es importante. En futuras ediciones, estaremos encantados
de recoger sus comentarios sobre este libro. Por favor, háganosla llegar a través
de la web: www.faeditorial.es

Pol. Ind. El Retamal. Calle olivo 12.
23680 ALCALÁ LA REAL (JAÉN)
info@formacionalcala.com / info@faeditorial.es
www.formacionalcala.com / www.faeditorial.es
Tel. 953 58 53 30

1ª Edición: Noviembre 2022
ISBN: 978-84-18980-52-7
DL: J 553-2022
Imp.: Editorial Zumaque

ÍNDICE

PLAN DE CUIDADOS DE LA DIABETES MELLITUS PARA ENFERMERÍA

AUTOR

CRISTINA RAMOS PÉREZ

Diplomada por Cruz Roja. Madrid.
Hospital Universitario Príncipe de Asturias.
Alcalá de Henares (Madrid).

PRÓLOGO

El 14 de noviembre de cada año, se realiza, en todo el mundo, la *Campaña de Concienciación y Prevención de la Diabetes* a fin de promover la toma de conciencia de los controles sobre la salud para la prevención de esta enfermedad, considerando que, estadísticamente se ha comprobado que cada 10 segundos una persona muere por culpa de la diabetes y, en el mismo tiempo, dos personas desarrollan esta enfermedad, es de vital importancia la razón de este libro.

La diabetes es una pandemia global que afecta a 382 millones de personas en el mundo. La OMS proyecta que la diabetes será la séptima causa principal de muerte para el año 2030. Se estima que 4 millones de personas mueren al año por complicaciones relacionadas con la diabetes.

Por lo tanto, podemos decir el estudio de la diabetes, desde el pasado hasta nuestros días conlleva a una mejora en la prevención, sus cuidados y posibles complicaciones.

Desde esta obra se pretende poner de relieve y dar luz a lo que se conocía, se conoce y los futuros avances acerca de esta pandemia global; a empoderar a las personas acerca de su autocuidado y a los cuidadores a tener mayores conocimientos sobre la diabetes

La diabetes es un ejemplo de enfermedad con la cual, al darle al paciente las herramientas, puede manejarse muy bien. – Clayton Christensen

INTRODUCCIÓN

La diabetes es una enfermedad causada por el exceso de azúcar, bien porque el órgano que produce la hormona que hace el azúcar entre en la célula (la insulina), no la produce, o esta es insuficiente. Este es un resumen muy básico sobre lo que es la diabetes. Así existen dos tipos de diabetes 1 (diabetes mellitus insulino dependiente DMID) o tipo 2 (diabetes mellitus no insulino dependiente DMNID); a estos dos, que son los más comunes, se le suman la existencia de otros tipos, como la diabetes gestacional y las diabetes secundarias a otras enfermedades.

En el caso de la *diabetes tipo 1* el páncreas no produce insulina por lo que la sintomatología comienza a manifestarse muy pronto, en edades infantiles o juveniles lo que hace necesario el tratamiento sustitutivo de esta hormona de por vida.

En la *diabetes tipo 2* el páncreas si produce insulina pero en cantidad insuficiente o no funciona correctamente por lo que las células no reaccionan adecuadamente. La diabetes tipo 2 es, con diferencia, la más frecuente (en torno al 90% de los casos), y es la más susceptible a actuaciones de prevención. La edad avanzada, obesidad, presencia de historia familiar de diabetes, sedentarismo, tolerancia alterada a la glucosa, hipertensión arterial y hiperlipemia son factores de riesgo que se asocian con el desarrollo de esta enfermedad.

La mayor parte de los casos de diabetes mellitus tipo 2 se producen acompañadas de un *síndrome metabólico* (en el que se asocian diabetes, hipertensión arterial, aumento de los niveles de colesterol, triglicéridos y/o ácido úrico y sobrepeso). El síndrome metabólico incrementa el riesgo cardiovascular y es una causa fundamental de muerte en los países desarrollados.

Según la Organización Mundial de la Salud, la *diabetes mellitus* es un proceso crónico compuesto por un grupo de enfermedades metabólicas caracterizadas por la hiperglucemia resultante de defectos en la secreción y/o acción de la insulina. La diabetes constituye un problema personal y de salud pública de enormes proporciones. Siendo una de las principales causas de invalidez y muerte prematura en la mayoría de los países desarrollados y es motivo de un importante deterioro en la calidad de vida de las personas afectada.

Pero la realidad es que las cifras son concluyentes, la diabetes mellitus (DM) afecta a más de 366 millones de personas en el mundo, es la primera causa de ceguera, tratamiento sustitutivo renal (diálisis/trasplante) y amputación no traumática en los países occidentales; y se asocia a las enfermedades cardiovasculares como primera causa de muerte (*Estrategia en diabetes del Sistema Nacional de Salud. Actualización*, 2012).

Así que si definimos la diabetes como algo más complejo podemos decir que la diabetes es una patología altamente prevalente, crónica y muy compleja, que genera un gran número de respuestas humanas que pueden alterar necesidades básicas y deteriorar la calidad de vida del individuo, limitando por tanto su autonomía.

Las previsiones para las próximas décadas debido al incremento mundial de la obesidad, y la vida sedentaria calculan proporciones pandémicas de DM 2. Para el 2030 se prevé que uno de cada 10 adultos tendrá diabetes. La diabetes mal controlada acelera las complicaciones y la mortalidad prematura, el tratamiento precoz y multifactorial retrasa la aparición de complicaciones y mejora la calidad y esperanza de vida.

En 2014, un 8,5% de los mayores de 18 años tenían diabetes y, en 2019, esta enfermedad causó de forma directa 1,5 millones de defunciones (*Diabetes*, n.d.). En España la diabetes ocupa el sexto lugar en causa de muerte, junto con la enfermedad cerebrovascular, tiene la peculiaridad de provocar una mayor mortalidad en las mujeres que en los hombres.

1. HISTORIA DE LA DIABETES

La diabetes era ya conocida antes de la era cristiana. La primera referencia por escrito, que comúnmente se acepta, corresponde al papiro encontrado por el egiptólogo alemán George Ebers en 1873, cerca de las ruinas de Luxor, fechado hacia el 1.500 antes de la era cristiana. Este papiro se conserva hoy en día en la biblioteca de la Universidad de Leipzig (Alemania). Es un rollo de papiro que al desenrollarlo medía 20 m de largo por 25 cm de ancho y en él está escrito todo lo que se sabía o se creía saber sobre medicina. Un párrafo está dedicado a la extraña enfermedad, a la que siglos después los griegos llamarían *diabetes*.

En dicho papiro se describe el tratamiento que brindaban a las personas que manifestaban dichos síntomas que consistía en una dieta de cuatro días que incluía el juego de la cocción de huesos, trigo, granos, arena, plomo verde y tierra, o bien: agua de charco de pájaro, bayas de sauco, leche fresca, cerveza, flores de pepino, y dátiles verdes.

Su autor fue un sacerdote del templo de Inmhotep, un médico eminente en su época. En su escrito nos habla de enfermos que adelgazan, tienen hambre continuamente, que orinan en abundancia y se sienten atormentados por una enorme sed. Sin duda está describiendo los síntomas más graves de la diabetes infanto-juvenil.

Areteo de Capadocia, médico griego, describió la diabetes como una enfermedad fría y húmeda en la que la carne y los músculos se funden para convertirse en orina. Fue él quien le dio el nombre de diabetes que en griego significa *sifón*, refiriéndose el síntoma más llamativo por la exagerada emisión de orina. Él quería decir que el agua entraba y salía sin quedarse en el individuo.

En el siglo II Galeno también se refirió a la diabetes; hasta el siglo XI, no se encuentran manuscritos sobre la diabetes.

Mientras en Oriente, Sushruta (siglo VI BCE) un curador indio determinó la diabetes y la clasificó como *Madhumeha*. Aquí la miel de los medios del *madhu* de la palabra y combinado el término significa la *orina dulce*. Los indios antiguos probaron para la diabetes observando si las hormigas fueron atraídas a la orina de una persona. Las palabras coreanas, chinas, y japonesas para la diabetes se basan en los mismos ideogramas que significan *enfermedad de la orina del azúcar*.

En Persia Avicenna (980-1037) ofreció una descripción detallada en la DM en *Canon del remedio*. Él describió apetito anormal y la disminución de funciones sexuales junto con la orina dulce. También determinó gangrena diabética. Avicenna era el primero para describir *insipidus* de la diabetes muy exacto. Era mucho más adelante en el s. XVIII y el XIX que Juan Peter Frank (1745-1821) distinguió entre la DM y el insipidus de la diabetes.

De vuelta a Occidente y tras un largo intervalo fue Tomás Willis quien, en 1679, hizo una descripción magistral de la diabetes, quedando desde entonces reconocida por su sintomatología como entidad clínica. Fue él quien, refiriéndose al sabor dulce de la orina, le dio el nombre de *diabetes mellitus (sabor a miel)*.

Unos 100 años más tarde, Mathew Dobson (1725-1784) médico inglés de Liverpool hizo por primera vez estudios en grupos de pacientes. Después de tratar un pequeño grupo de pacientes Dobson informó que estos pacientes tenían azúcar en la sangre y en la orina y describió los síntomas de la diabetes. Dobson pensaba que el azúcar se formaba en la sangre por algún defecto de la digestión limitándose los riñones a eliminar el exceso de azúcar.

En 1775 Dobson identificó la presencia de glucosa en la orina. La primera observación en un diabético fue realizada por Cawley y publicada en el *London Medical Journal* en 1788. Casi en la misma época el inglés Rollo consiguió mejorías notables con un régimen rico en proteínas y grasas y limitado en hidratos de carbono. Los primeros trabajos experimentales relacionados con el metabolismo de los glúcidos fueron realizados por Claude Bernard quien descubrió en 1848, el glucógeno hepático y provocó la aparición de glucosa en la orina excitando los centros bulbares mediante pinchaduras.

Algunos años más tarde otro médico inglés, John Rollo publicó sus observaciones sobre dos casos diabéticos describiendo muchos de los síntomas y olor a acetona (que confundió con olor a manzana) y proponiendo una dieta pobre en hidratos de carbono y rica en carne, con complementos a base de antimonio, opio y digital. Con esta dieta anorética Rollo observó que se reducía el azúcar en la sangre y consiguió una mejora de la sintomatología en algunos casos. Fue el primero en acuñar el término de DM para diferenciar la enfermedad de otras formas de poliuria. También es de esta época la observación de Thomas Cawley en 1788 de que la DM tenía su origen en el páncreas, *por ejemplo por la formación de un cálculo.*

1.1. Siglo XIX en adelante

Es en la segunda mitad del siglo XIX cuando el gran clínico francés Bouchardat, señaló a la obesidad y a la vida sedentaria como el origen de la diabetes, marcando las normas para el tratamiento dietético, basándolo en la restricción de los glúcidos y en el bajo valor calórico de la dieta. Los trabajos clínicos anatomopatológicos adquirieron gran importancia a fines del siglo pasado, en manos de Frerichs, Cantani, Naunyn, Lanceraux, etc. y culminaron con las experiencias de pancreatectomía en el perro, realizadas por Mering y Minskowski en 1889.

Una de las mayores figuras fue el fisiólogo francés Claude Bernard (1813-1878) que realizó importantes descubrimientos incluyendo la observación de que el azúcar que aparece en la orina de los diabéticos había estado almacenado en el hígado en forma de glucógeno. También demostró que el sistema nervioso central estaba implicado en el control de la glucosa al inducir una glucemia transitoria en el conejo consciente estimulando la médula. También realizó numerosos experimentos con el páncreas desarrollando el modelo de ligadura del conducto pancreático y aunque no llegó a atribuir a este órgano un papel endocrino, permitió a otros demostrar que con esta técnica se inducía la degeneración del páncreas exócrino manteniendo intacta la función endocrina.

La búsqueda de la presunta hormona producida, por las células descritas en el páncreas, en 1869, por Langerhans, se inició de inmediato. Hedon, Gley, Laguesse y Sabolev estuvieron muy cerca del ansiado triunfo, pero éste correspondió, en 1921, a los jóvenes canadienses Banting y Best, quienes consiguieron aislar la insulina y demostrar su efecto hipoglucemiante. Este descubrimiento significó una de las más grandes conquistas médicas del siglo XX, porque transformó el porvenir y la vida de lo diabéticos y abrió amplios horizontes en el campo experimental y biológico para el estudio de la diabetes y del metabolismo de los glúcidos.

Las funciones del páncreas como glándula capaz de reducir los niveles de glucosa en sangre comenzaron a aclararse en la segunda mitad del siglo XIX. En 1889, Oskar Minskowski y Josef von Mering, tratando de averiguar si el páncreas era necesario para la vida, pancreatectomizaron un perro. Después de la operación ambos investigadores observaron que el perro mostraba todos los síntomas de una severa diabetes, con poliuria, sed insaciable e hiperfagia. Minskowski observó, asimismo, hiperglucemia y glucosuria. De esta manera quedó demostrado que el páncreas era necesario para regular los niveles de glucosa y estimuló a muchos investigadores a tratar de aislar del páncreas un principio activo como un posible tratamiento de la enfermedad.

Por otra parte, ya en 1869 un joven médico berlinés, Paul Langerhans mientras trabajaba en su tesis doctoral, había observado unos racimos de células pancreáticas bien diferenciadas de las demás y que podían ser separadas de los tejidos de los alrededores. Langerhans, que entonces tenía 22 años, se limitó a describir estas células sin entrar a tratar de averiguar cual era su función.

Hubo que esperar hasta 1893, fecha en la que un médico belga, Edouard Laguesse, sugirió que estos racimos de células, que el había llamado, *islotes de Langerhans* constituían la parte exocrina del páncreas. Sus ideas fueron continuadas por Jean de Meyer quien denominó *insulina* a la sustancia procedente de los islotes (en latín islote se denomina *insulia*) que debía poseer una actividad hipoglucemiante pero que todavía era hipotética.

En los últimos años del siglo XIX y los primeros del XX, se realizaron grandes esfuerzos para aislar la insulina. Uno de los primeros investigadores en obtener resultados fue el alemán Georg Zuleger quién obtuvo una serie de extractos pancreáticos que eran capaces de reducir los síntomas de diabetes en un perro previamente pancreatectomizado. Zuelger publicó sus resultados en 1907 e incluso patentó su extracto (*Acomatol*). Sin embargo, los graves efectos tóxicos que producía hicieron que renunciase a seguir sus experimentaciones.

El médico rumano Nicolas Paulesco también preparó un extracto a partir de páncreas congelados de perro y buey y demostró que los mismos eran capaces de revertir la hiperglucemia. De hecho, uno de los extractos preparados por Paulesco era tan potente, que uno de los perros tratados murió debido a la hipoglucemia. Debido a la Primera Guerra Mundial, las observaciones de Paulesco sobre los efectos de su *pancreatina* no fueron publicadas hasta 1921, lo mismo que en el caso de Zuelger, los efectos tóxicos de los extraídos excluían cualquier posibilidad de administración terapéutica.

En el año 1909 los doctores Pi Suñer y Ramón Turró publicaron los primeros trabajos experimentales de diabetes que no difieren uno del otro de las investigaciones que en el momento se hacían sobre la enfermedad; el trabajo se refiere a dos escritos: *La diabetes experimental* y *La dieta de los diabéticos* que aparecen en el año 1909 en revistas de ciencias médicas de Cataluña, los autores ponen de manifiesto los mecanismos de regulación de la glicemia, que en determinadas condiciones, el simpático y las catecolaminas de la médula suprarrenal entran en juego. Según los autores, la elevación de la glicemia se debe a la actuación de las hormonas de la médula suprarrenal y a la ejercida por las catecolaminas de la terminal sináptica.

A pesar de que teóricamente estaba próximo a resolver el problema de la diabetes, la verdad es que hasta la década de los 20, los diabéticos tenían pocas posibilidades de sobrevivir. Las dietas anoréxicas promovidas por el diabetólogo bostoniano Frederick M. Allen, solo conseguían prolongar pocos meses de vida. Los tratamientos existentes en poco diferían de los propuestos por Arateus, casi 200 años antes.

Otros descubrimientos relacionados con la diabetes también tuvieron lugar en la mitad del siglo XIX. William Prout (1785-1859), asoció el coma a la diabetes; el oftalmólogo americano H.D. Noyes, observó que los diabéticos padecían de una forma de retinitis y Kussmaul (1822-1902), descubrió la cetoacidosis.

Sanger utilizó tres herramientas para conseguir armar el rompecabezas: la utilización de un marcador especial que se une a los grupos NH2 libres; la hidrólisis fraccionada y la cromatografía en capa fina. El marcador empleado por Sanger fue el DNP (dinitrofenol) que se une al NH2 terminal y resiste la hidrólisis. De esta manera, fraccionando la molécula de insulina en diferentes péptidos, marcando estos con DNP y produciendo la hidrólisis fraccionado y total de estos péptidos para identificar los animoácidos.

En primer lugar, Sanger consiguió fraccionar la molécula de insulina en sus dos cadenas. Para ello, aprovechó el hecho de que los puentes disulfuro entre las mismas se pueden romper selectivamente por oxidación con ácido perfórmico. Después Sanger separó ambas cadenas por electroforesis. Demostró que una cadena se iniciaba con glicocola, mientras que la segunda se iniciaba por fenilalanina.

Sanger se concentró inicialmente sobre la cadena de glicocola. Sometiendo la cadena a hidrólisis parcial, marcando los fragmentos peptídicos con DNP, separando los mismos y analizándolos en busca de secuencia iguales en los diferentes fragmentos, Sanger y sus ayudantes demostraron que la secuencia inicial de la cadena de glicocola era glicocola-isoleucina-valina-ácido glutámico-ácido glutámico.

Procediendo de esta manera, Sanger llegó a conocer la secuencia completa de la cadena de glicocola. La cadena de fenilanina, con 30 aminoácidos era, con gran diferencia, el polipéptido más completo cuyo análisis no se había intentado jamás. Sanger abordó el problema empleando la misma técnica que la utilizaba para la cadena de glicocola, pero además, empleó enzimas proteolíticas que cortan los polipéptidos de forma selectiva.

En un año de trabajo, Sanger consiguió identificar y situar los aminoácidos de la cadena de fenilalanina. Tampoco fue fácil averiguar como se situaban los puentes disulfuro entre las dos cadenas. Sin embargo, Sanger y sus colaboradores encontraron la forma de hidrolizar las cadenas manteniendo intactos estos puentes. El análisis de los aminoácidos unidos a los puentes permitió, en último término llegar a la estructura de la insulina. Por esta magnífica proeza, Sanger recibió el Premio Nobel de Medicina en 1955. Se necesitaron 12 años más para descubrir que la insulina se excreta y se almacena como proinsulina, inactiva, que se escinde a insulina activa con sus cadenas y a un resto llamado péptido C y hasta la década de los 70 no se conoció con exactitud su estructura tridimensional.

Simultáneamente a los avances obtenidos en la dilucidación de la estructura 3 D de la insulina y de su biosíntesis en los mamíferos, los biólogos moleculares aislaban los genes responsables de la producción de la proinsulina (Villa Komaroff, L. y col. 1978) y pronto la industria farmacéutica vislumbró la posibilidad de obtener insulina humana por clonación de genes en bacterias.

La *insulina humana* ha sido el primer producto comercial de la clonación de genes y su éxito ha sido debido al pequeño tamaño de la molécula que hizo posible la síntesis de un gen.

La estrategia seguida para la producción de insulina humana recombinante fue la siguiente: En primer lugar, se sintetizaron químicamente las cadenas de ADN con las secuencias correspondientes a las cadenas de glicocola y fenilalanina, siendo necesarios 63 nucleótidos para la primera y 90 para la segunda más un triplete para señalar el fin de la traducción. Además, para facilitar la separación de los productos sintetizados, se añadió a cada gen el triplete correspondiente a la metionina.

Los genes sintéticos A y B se insertaron por separado en el gen bacteriano responsable de la p-galactosidasa y presente en un plásmido. Los plásmidos recombinantes se introdujeron en E. coli donde se multiplicaron, fabricando un ARNm que tradujo una proteína quimérica, en la que una parte de la secuencia de la b-galactosidasa estaba unida por una metionina a la cadena de glicocola o de fenilalanina de la insulina. Como ninguna de las cadenas de insulina contiene metionina, esto se aprovechó para separar las cadenas de la insulina del resto de proteína quimérica rompiéndola con bromuro de cianógeno que destruye la metionina. Después de purificadas, las cadenas se unieron mediante una reacción que forma puentes disulfuro (*Sanchez Rivero, 2007*).

1.2. Descubriendo la insulina

La insulina fue descubierta en el verano 1921 por Sir Frederick Grant Banting como consecuencia de una serie de experimentos realizados en la cátedra del Prof. Jhon J.R. MacLeod, profesor de fisiología de la Universidad de Toronto.

Banting había mostrado ya mucho interés por la diabetes y había seguido de cerca los trabajos de Sahfer y otros, quienes habían observado que la diabetes estaba ocasionada por la carencia de una proteína originada en las células de los islotes de Langerhans y que habían denominado insulina. Shafer suponía que la insulina controlaba el metabolismo del azúcar en la sangre y su eliminación por la orina, de tal forma que su carencia ocasionaba una excreción urinaria aumentada. Sin embargo, sus intentos por suplir esta deficiencia de insulina administrando a los pacientes diabéticos extractos de páncreas habían fracasado, probablemente debido a la presencia de enzimas proteolíticas en los extractos pancreáticos.

Dándole vueltas al problema, en 1921, Banting leyó una publicación de un tal Moses Barón en la que se demostraba que la ligadura del conducto pancreático ocasionaba la degeneración de las células productoras de la tripsina, mientras que los islotes de Langerhans permanecían intactas.

Banting consiguió convencer a MacLeod para que, durante las vacaciones de éste le asignara un ayudante y le permitiera utilizar sus laboratorios. Charles Best, estudiante de Química fue el encargado de aislar la presunta proteína. En tan solo 9 semanas, luchando contra reloj, Banting y Best ligaron el conducto pancreático de varios perros y obtuvieron un extracto de páncreas libre de tripsina. Después, provocaron una diabetes experimental en otros perros, y, una vez desarrollada la enfermedad, comprobaron que la administración del extracto de páncreas de los primeros reducía o anulaba la glucosuria de los segundos. Habían descubierto la insulina.

Como consecuencia de este descubrimiento, MacLeod y Banting recibieron en 1923 el Premio Nobel de Medicina, Banting protestó porque MacLeod compartiera el premio en lugar de Best, y repartió con este último su parte del Nobel.

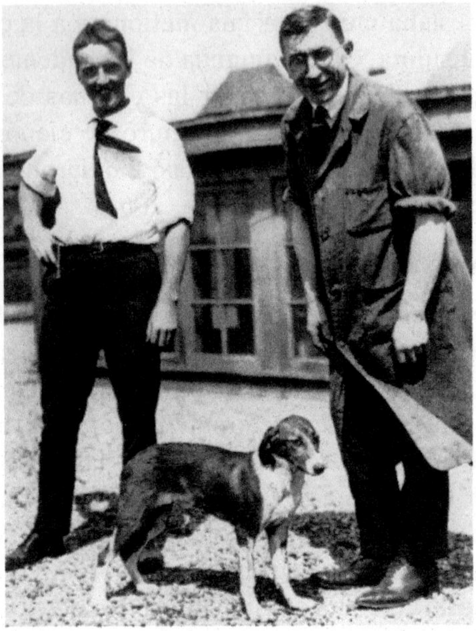

Figura 1.1. *Bating y Best con Marjorie, perra pancreatectomizada y mantenida viva con insulina.*

Posteriormente explicaremos el estímulo, como la liberación y función de la misma.

1.3. Estructura de la insulina

El siguiente hito en la historia de la insulina fue la dilucidación de su estructura, proeza realizada en 1954 por Frederick Sanger y sus colaboradores de la Universidad de Cambridge. Sanger estaba interesado por la estructura de las proteínas, eligiendo la insulina por ser una de las pocas que podía ser conseguida en estado razonablemente puro, por conocerse ya su composición química y peso molecular y porque la actividad de la misma debía estar ligada a algún componente estructural.

La insulina es una molécula muy pequeña: sólo contiene 254 átomos de carbono, 337 de hidrógeno, 65 de nitrógeno, 75 de oxígeno y 6 de azufre.

El trabajo realizado por Sanger consistió en dilucidar no solo la estructura total de la molécula de insulina, sino también el orden en el que se alinean las distintas subunidades de aminoácidos. Esta secuencia es crucial: un solo cambio en la posición de un aminoácido dentro de la molécula puede hacer cambiar la funcionalidad de la proteína. Para conseguir esto, Sanger utilizó el método tradicional empleado por los químicos para estudiar las grandes moléculas romperlas en fragmentos y colocarlas nuevamente juntas como las piezas de un rompecabezas. La rotura de la molécula sirve para identificar los aminoácidos, pero no dice nada acerca de cómo están ordenados.

1.4. Desarrollo del cerdo transgénico con páncreas biocompatibles

Los desarrollos de la ingeniería genética hacen posible la obtención de cerdos transgénicos en los que se ha insertado la información genética necesaria para crear un páncreas biocompatible. La *técnica* es la siguiente: aislamiento de los genes que codifican los tejidos pancreáticos y sus productos de secreción.

Corrección de errores genéticos, inserción de los genes corregidos en un oocito de cerdo, posteriormente implantación del oocito en el útero de una cerda gestante, posteriormente se produce el sacrificio del cerdo transgénico al año del nacimiento y el trasplante de páncreas.

Los factores de diferenciación y crecimiento que regulan la organogénesis son conocidos en su totalidad. Alternativamente, el páncreas completo puede ser sustituido de islotes puros procedentes de cultivos de células pancreáticas manipuladas para corregir los errores. El trasplante se lleva a cabo según la técnica seguida por Shapiro en 2000 sin la necesidad de tratar los pacientes trasplantados con inmunosupresores.

1.5. Desarrollo de cultivos autólogos de órganos

Durante las décadas de los setenta y los ochenta se sentaron las bases para clarificar el origen de la DM1 como enfermedad autoinmune (en la gran mayoría de casos). A lo largo de esos años y de la siguiente década, se han sucedido aportaciones fundamentales en cuanto a los antígenos, anticuerpos, y determinantes genéticos y ambientales que se relacionan con la aparición de la enfermedad. En los noventa eclosionan toda una serie de estudios dirigidos a prevenir la aparición y a tratar eficazmente la enfermedad y sus complicaciones. Sobre todos ellos cabe destacar el DCCT (*Diabetes Control and Complications Trials*) y su continuación en el estudio EDIC (*Epidemiology of Diabetes Intervention and Complications*) en donde se pone de manifiesto la relación entre el estricto control glucémico y la aparición y progresión de las complicaciones crónicas microvasculares. Durante esos años, y a posteriori, son ingentes los esfuerzos que se realizan en busca de alternativas terapéuticas en forma de nuevas insulinas y nuevas formas de administración de la hormona, que cristalizan en análogos de acción rápida y lenta.

Del mismo modo, la posibilidad de sustituir la masa de células beta productoras de insulina destruidas durante el proceso de agresión inmunológica ha centrado el interés de los enormes esfuerzos llevados a cabo en los últimos años en forma de trasplantes alogénicos de islotes pancreáticos, xenotrasplantes, trasplantes de células pluripotenciales o troncales y nuevas alternativas de inmunomodulación.

Los factores de diferenciación y crecimiento que regulan la organogénesis son conocidos en su totalidad. Se desarrollan medios y técnicas de cultivo de órganos en laboratorios situados en órbitas para conseguir gravedad 0. La *técnica* seguida es la siguiente: después de corregir los errores genéticos del diabético, su DNA es insertado en un ovocito humano. Mediante la adición de factores específicos de diferenciación y crecimiento, el oocito evoluciona a un páncreas que es posteriormente transplantado.

Alternativamente, el páncreas completo puede ser sustituido de islotes puros procedentes de cultivos de células pancreáticas manipuladas para corregir los errores. El transplante se lleva a cabo según la técnica seguida por Shapiro y col en 2000 sin la necesidad de tratar los pacientes transplantados con inmunosupresores.

2. ¿QUÉ ES LA DIABETES? EPIDEMIOLOGÍA Y ETIOLOGÍA

La diabetes es una enfermedad causada por el exceso de azúcar, bien porque el órgano que produce la hormona que hace que el azúcar entre en la célula (la insulina), no la produce, o esta es insuficiente.

La diabetes es una enfermedad crónica, incurable y dinámica, de múltiples etiologías, con agravamiento progresivo, que requiere cuidado continuo administrado tanto por los profesionales de la salud como por el mismo paciente, para disminuir el riesgo de complicaciones a largo plazo así como la muerte prematura.

Actualmente, la clasificación de la DM se basa en criterios etiológicos. Se ha propuesto un modelo de clasificación de la DM centrada en las células β, donde se reconoce la alteración de la célula β como el defecto primario de la DM y se reconoce interacción de la genética, resistencia a la insulina, factores ambientales y la inflamación/sistema inmunológico sobre la función y la masa de las células β (*Skyler et al., 2017*).

Existe un período de comienzo, de meses o años, que precede a los síntomas clínicos con marcadores genéticos e inmunológicos positivos. La historia natural de esta enfermedad está determinada por la destrucción progresiva de las células beta insulino-secretoras. Inicialmente aparecen marcadores inmunológicos, seguidos de alteración en la secreción de insulina, y cuando la mayoría de las células beta son destruidas aparecen las manifestaciones clínicas. *Marcadores inmunológicos:*

- Anticuerpos antiislotes pancreáticos (ICA).
- Anticuerpos antiinsulina (AAI).

- Anticuerpos antidescarboxilasa del ácido glutámico (GADA).
- Anticuerpos tirosinfosfatasa (IA-2).

Son necesarios factores ambientales para desencadenar el mecanismo autoinmune en un terreno genético que lo permita. Se describen infecciones por enterovirus en la embarazada.

El órgano que regula la producción de la insulina es el páncreas que tiene función exocrina y endocrina. A continuación se describirá desde un punto de vista anatómico y fisiológico.

2.1. Páncreas

El páncreas (del griego *pankreas*, *pan dulce*) es una glándula exocrina y endocrina, la cual produce secreciones externas (jugo pancreático) que se introducen en el duodeno a través del conducto pancreático y secreciones internas (glucagón e insulina) que penetran en la sangre.

2.1.1. Anatomía

Debido a su localización, el páncreas fue durante mucho tiempo un órgano inaccesible. Su posición se sitúa de forma retroperitoneal en el abdomen superior, dispuesto transversalmente en el retroperitoneo entre el duodeno a la derecha y el bazo a la izquierda, a la altura de L1 -L2.

Anatómicamente está dividido en 4 *porciones*, la cabeza (la porción hacia la derecha de los vasos mesentéricos) el cuello (por delante de los vasos mesentéricos) y el cuerpo y la cola a la izquierda de los vasos mesentéricos).

- *Cabeza:* Se relaciona hacia adelante con el estómago, colon y mesocolon transverso. Por detrás se relaciona con el riñón derecho, hilio renal y vena cava inferior. Esta relación con los vasos mesentéricos: arteria hepática, vena esplénica, íntimamente relacionado con la cara interna del duodeno y adherido al plano posterior mediante la fascia de coalescencia de Treitz.
- *Cuerpo:* El cuerpo de páncreas es completamente supramesocolónico. Por mediación de esta fascia la cara posterior se corresponde con el pilar izquierdo del diafragma, el riñón izquierdo y su pedículo y con la cara anterior de la vena suprarrenal. El mesocolon transverso se fija a la porción inferior del cuerpo y cola del páncreas. En contacto con la cara posterior del cuerpo discurre la vena esplénica.

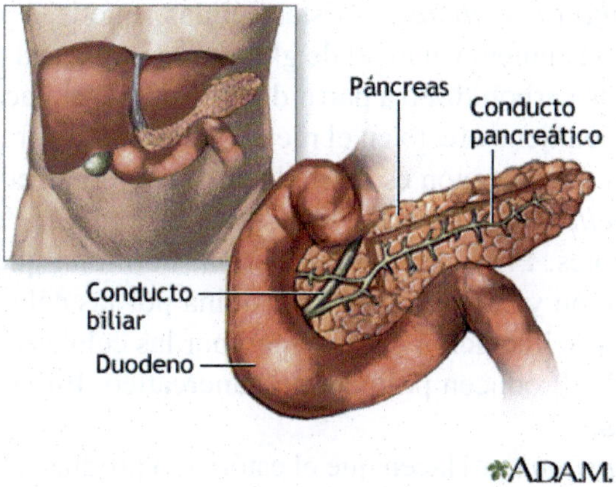

Figura 2.2. *Anatomía del páncreas. Fuente ADAM.*

- *Cola de páncreas:* Es el único segmento intraperitoneal del órgano, está contenido en el espesor del epiplón pancreatico esplénicio (*Zandalazini H et al., 2009*).

2.1.2. Fisiología

El páncreas es una glándula mixta compuesta por 2 tipos de tejido, endocrino y exocrino, que se agrupan formando lóbulos macroscópicamente visibles y separados entre sí por septos de tejido conjuntivo que contienen vasos sanguíneos, linfáticos y nervios.

Las células endocrinas se sitúan en el espesor del tejido exocrino formando acumulaciones que se denominan *islotes de Langerhans*, de los que hay alrededor de un millón, distribuidos por toda la glándula y rodeados por una rica red capilar donde realizan su secreción (*Williams, 2001*).

Los islotes de Langerhans del páncreas están formados por grupos celulares situados entre las masas glandulares exocrinas. Producen cuatro *tipos* de secreciones endocrinas al menos y están inervados por fibras simpáticas y parasimpáticas que regulan esta secreción.

- *Células beta (β) (células B).* Producen y liberan insulina, hormona que regula el nivel de glucosa en la sangre, facilitando el uso de la glucosa por parte de las células y retirando el exceso de la glucosa que se almacena en el hígado en forma de glucógeno.

- *Células alfa (α) (células A).* Estas células sintetizan y liberan glucagón. El glucagón aumenta el nivel de glucosa sanguínea al estimular la formación de este carbohidrato a partir del glucógeno almacenado en hepatocitos. También tiene efecto en el metabolismo de las proteínas y grasas. La liberación del glucagón es inhibida por la hiperglucemia.
- *Células delta (δ) (células D).* Constituyen alrededor de 5% de las células de los islotes. Producen somatostatina, hormona que se cree regularía la producción y liberación de la insulina por las células (β), así como la producción y liberación de glucagón por las células (α).
- *Células PP.* Producen polipéptido pancreático. En éstas sólo se encuentran trazas.
- *Células épsilon (ε).* Hacen que el estómago produzca y libere la hormona ghrelina. Estas células endocrinas representan 60% de las células de los islotes. Las hormonas que se producen por estas células son liberadas al torrente sanguíneo y transportadas al hígado y al resto.

En la DM, los *factores* que pueden conllevar a la hiperglucemia son: Un aumento en la liberación de glucosa, y/o una disminución en su absorción celular.

Aumento en la liberación de glucosa *fisiológicamente*, hay una mayor concentración de glucosa circulante después de las comidas. Para la absorción intestinal de los oligosacáridos es necesario su desdoblamiento en monosacáridos, para lo cual actúan alfaglicosidasas intestinales. En el paciente diabético, los niveles de glucosa pospandrial son mayores, ya que hay una serie de alteraciones que impiden el control de la elevación de glucosa en sangre tras la ingestión de alimentos debido a una disminución en los mecanismos encargados de la movilización plasmática de glucosa.

Aumento de la *liberación hepática* de glucosa. La glucosa se encuentra como reserva hepática como glucógeno. Las vías metabólicas relacionadas son la gluconeogénesis, síntesis hepática de glucógeno a partir de glucosa, y glucogenólisis, liberación de glucosa a partir de glucógeno. El aumento de la liberación hepática de glucosa es la causa principal de la hiperglucemia basal.

En la DM, los *factores* que pueden conllevar a la hiperglucemia son: Un aumento en la liberación de glucosa, y/o una disminución en su absorción celular (*Ayala et al., 2002*).

A. Páncreas exocrino

El páncreas exocrino se encarga de sintetizar, almacenar y secretar diversas enzimas digestivas. Rodeado por este conjunto de ductos y acinos, que constituyen el páncreas exocrino, se encuentran unas pequeñas asociaciones de células endocrinas especializadas que están organizadas en islotes pancreáticos o islotes de Langerhans.

En la secreción del páncreas exocrino se distinguen 2 *períodos*, el interdigestivo y el digestivo posprandial. El jugo pancreático es un líquido incoloro, acuoso, de densidad entre 1.007 y 1.035 según la concentración de proteínas, con pH alcalino, que contiene 2 tipos de *secreciones*: enzimática e hidroelectrolítica.

- *Secreción hidroelectrolítica:* Las células centroacinares y las ductales son las encargadas de la secreción hidroelectrolítica del páncreas exocrino. Esta secreción está constituida principalmente por agua, en un 98%, y es muy rica en sodio y bicarbonato.
- *Secreción enzimática:* El páncreas posee una gran capacidad de síntesis de proteínas. Las células acinares son las encargadas de la síntesis y la secreción de las enzimas y proenzimas. La secreción de las enzimas digestivas tiene lugar mediante exocitosis, que incluye el desplazamiento de los gránulos secretores hacia la membrana apical, y el reconocimiento de un lugar de la membrana plasmática para la fusión.

B. Páncreas endocrino

En el período interdigestivo la secreción pancreática es escasa, cíclica y está relacionada con las 4 fases interdigestivas de la motilidad gastrointestinal. Se considera que este período interdigestivo está bajo el control de mecanismos nerviosos y hormonales. La regulación nerviosa se realiza mediante control principalmente parasimpático, con conexiones enteropancreáticas. El sistema nervioso simpático influye inhibiendo la secreción y la motilidad interdigestiva.

El equilibrio entre la producción de glucosa, su captación y utilización en tejidos periféricos está regulado a nivel hormonal tanto por vías nerviosas y por señales metabólicas. A medida que las concentraciones de glucosa se acercan o entra en niveles de hipoglucemia se produce una serie de respuestas hormonales contrareguladoras. El glucagón es la primera y más importante promoviendo la glucogenolisis y la gluconeogénesis; la adrenalina también tiene una función importante una respuesta aguda frente a una hipoglucemia sobre todo cuando el glucagón es insuficiente. Promueve tanto la glucogenólisis como la gluconeogénesis y así se limita el uso de azúcar en los tejidos sensibles. Cuando se mantiene la hipoglucemia y la hormona del crecimiento y el cortisol, promueven que hay una reducción de la utilización periférica de azúcar y se produce más cantidad.

Por otra parte, la porción endocrina del páncreas está concentrada en los llamados *Islotes de Langherhans:* Unas estructuras más o menos circulares en los que cada tipo de célula (alfa, beta, delta, células F y células G). Los islotes abundan más en la cola del páncreas, mientras que la parte de páncreas exocrino suele estar más concentrada en la cabeza del mismo.

La principal función del páncreas endocrino es la regulación de la glucemia sanguínea, y esto es llevado a cabo por su hormona más importante y conocida: la insulina, a continuación se detalla con más detenimiento.

› *Insulina*

Péptido de 51 aminoácidos con una vida media entre 5 y 8 minutos, posteriormente se degrada en hígado y riñones. La insulina es liberada ante el estímulo de elevación de la glucemia, y su secreción se estimula durante la digestión gracias a fibras vagales colinérgicas, gastrina, secretina, GIP (péptido insulinotrópico dependiente de la glucosa y GLP-1 (péptido similar al glucagón). También pueden aumentar la liberación algunos aminoácidos (arginina y leucina), ácidos grasos libres, hormonas hipofisarias y esteroideas.

Entre sus *funciones* está disminuir la glucemia, estimula la síntesis de grasa en el tejido adiposo (lipogénica), estimula los depósitos de glucosa para activar la glucolisis y glucogénesis e inhibe a las enzimas responsables de la gluconeogénesis desde el hígado, almacena los aminoácidos en forma de proteínas e influye en la distribución del potasio.

› *Otras hormonas*

- *Glucagón.* Inhiben la secreción de glucagón. Su acción es mantener la glucemia alta en periodos interpandriales y ante un consumo importante de glucosa para poder garantizar el aporte energético.
- *Somatostatina.* Interviene en la regulación de las cifras de glucosa en el plasma sanguíneo, siendo capaz de inhibir la secreción del glucagón y de la insulina.
- *Hormonas contrarreguladoras.* Glucagón, catecolaminas, hormona de crecimiento y cortisol así como otras hormonas como estrógenos y pro-

gesterona aumentan en situación de hipoglucemia favoreciendo la glucogenolisis y la gluconeogénesis y limita el uso de la glucosa por el resto de tejidos en contra de la producción y liberación de insulina por lo que a estas hormonas se las denomina *hormonas contra insulares o contrarreguladoras.*

2.2. Diagnóstico, valores analíticos y clínica

El diagnóstico clínico de la DM se basa en el concepto de que la elevación anormal de la glucemia incrementa el riesgo de complicaciones microvasculares, especialmente retinopatía (menos influida por otros factores) (*Skyler et al., 2017*).

En el paciente diabético se han de realizar analíticas para conocer su control metabólico, así como los factores de riesgo cardiovascular. En el control y seguimiento del paciente diabético precisamos la realización de analíticas para la valoración de distintos *parámetros*: Control glucémico, mediante la determinación de la hemoglobina glucosilada (HbA1c), control del perfil lipídico, estudiar si hay afectación de la función renal y descartar alteraciones tiroideas (*López-Simarro et al., 2010*).

En cuanto a la clínica la *triada clásica:* poliuria (volumen de orina excesivo), polidipsia (sed excesiva) y polifagia (aumento anormal de la necesidad de comer), acompañada de pérdida inexplicable de peso, nos puede llevar a sospechar de la presencia de diabetes, pero el despistaje de esta enfermedad se realizará gracias a las pruebas analíticas de glucemia en sangre. La *Asociación Americana*

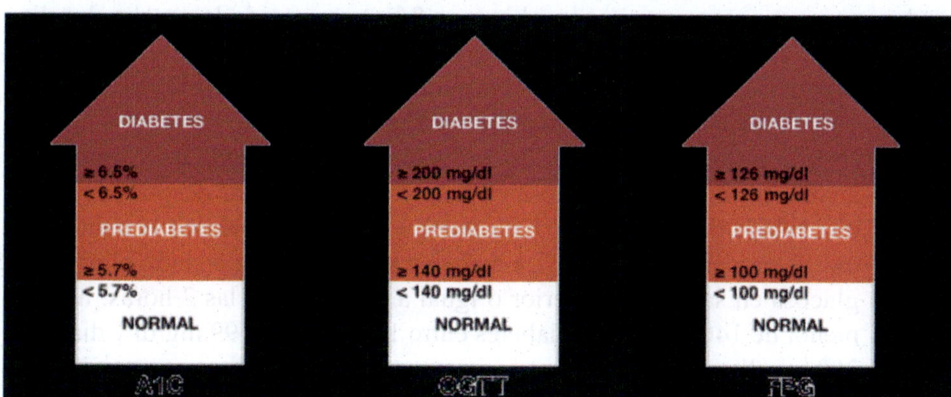

Figura 2.3. *Entendiendo la hemoglobina glicosilada. Fuente López-Simarro et al., 2010.*

de Diabetes (ADA) en el año 2020, identificó los criterios diagnósticos, esta recomendó la inclusión de la hemoglobina glucosilada (HbA1C) como prueba con valor diagnóstico para la DM si sus valores son de al menos el 6,5% o más en dos ocasiones (*Barquilla García et al., 2010*).

2.2.1. *Qué es la hemoglobina glicosilada y por qué su importancia*

La hemoglobina del hematíe tiene capacidad para reaccionar con la glucosa circulante formando un complejo estable (HbA1c). La reacción de formación de esta hemoglobina es lenta, aparentemente irreversible y proporcional a la cantidad de glucosa presente en el medio, por lo que refleja la cifra media de glucemia de un periodo de 6 a 8 semanas previo a la extracción de la muestra de sangre, dado el tiempo de vida promedio del eritrocito de 120 días. Constituye el mejor parámetro de control glucémico ya que se correlaciona con la aparición de complicaciones micro y macrovasculares a largo plazo (*López-Simarro et al., 2010*).

La prueba de A1c mide tu nivel de glucosa (azúcar) en sangre promedio durante los últimos dos o tres meses. Las ventajas de recibir un diagnóstico de esta manera es que no precisa ayuno. La diabetes se diagnostica con una A1c mayor o igual al 6,5 %. Se entienden como cifras normales menos de 5.7%, prediabetes 5.7% a 6.4% y diabetes 6.5% o más.

2.2.2. *Otros parámetros analíticos*

- *Glucosa plasmática en ayunas (FPG):* Esta prueba mide niveles de glucosa en sangre en ayunas, al menos 8 horas antes de la prueba. La diabetes se diagnostica cuando el nivel de glucosa en sangre en ayunas es superior o igual a 126 mg/dl. Normal menor que 100 mg/dl, prediabetes 100 mg/dl a 125 mg/dl y diabetes 126 mg/dl o más.
- *Prueba de tolerancia oral a la glucosa*, es una prueba de 2 horas que analiza tus niveles de glucosa en sangre antes y 2 horas después de tomar una bebida dulce especial. Esta prueba le indica al médico la manera en que se procesa la glucosa. La diabetes se diagnostica cuando el nivel de glucosa en sangre es superior o igual a 200 mg/dl a las 2 horas; normal menor de 140 mg/dl, prediabetes entre 140 mg/dl y 199 mg/dl y diabetes 200 mg/dl o más.

Por lo tanto, y a modo de resumen, y según la *Asociación Americana de Diabetes* (*American Diabetes Association,* ADA) considera los siguientes valo-

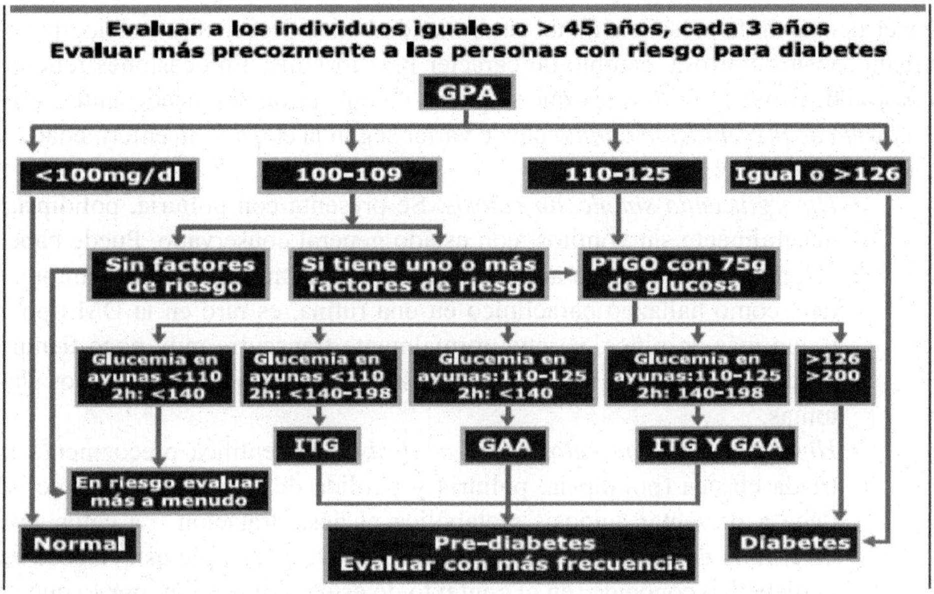

Figura 2.4. *Algoritmo de actuación. Fuente: Asociación Americana de Diabetes.*

res para el diagnóstico de DM: HbA1c menor o igual a 5,6%: no tiene diabetes. HbA1c 5,7 -6.4%: prediabetes. HbA1c mayor o igual a 6,5%: diabetes.

2.3. Debut diabético

Es importante conocer la sintomatología clásica de *las 4 P: polifagia, polidipsia, poliuria y pérdida de peso*. Además hay que tener en cuenta que, a veces, algunos síntomas pueden variar o no estar presentes en los niños como en adultos.

A menor edad, los síntomas clásicos en el debut de la enfermedad son más graves, el período prodrómico más breve y la cetoacidosis y el compromiso de conciencia, más intenso. La polifagia suele faltar, porque la cetonemia precoz produce anorexia. Signos inespecíficos: Afectación del peso (no ganancia o pérdida), enuresis en pacientes que habían logrado el control esfinteriano, vulvovaginitis o balanopostitis. En menores de dos años, la sed se puede manifestar por irritabilidad.

2.4. Periodo de estado

Síntomas y signos clásicos como los descritos anteriormente en las *4 P* se añaden nicturia, cansancio, eritema y prurito genital persistentes que nos deben hacer pensar en la presencia de un síndrome diabético precoz. Cansancio, decaimiento, visión borrosa, cambio de carácter más irritable. En ocasiones refieren dolor abdominal y vómitos sin que se pueda reconocer un desencadenante claro. La *forma de presentación clínica* puede variar según la etapa de la enfermedad en que se encuentre el paciente.

- *Hiperglucemia simple sin cetosis.* Se presenta con poliuria, polidipsia, generalmente sin vómitos, con estado general conservado. Puede haber cetonuria leve pero no acidosis. La hiperglucemia moderada asintomática, como hallazgo paraclínico en una rutina, es raro en la DM tipo 1 y aún más en niños, ya que normalmente transcurre muy poco tiempo desde que surge la hiperglucemia hasta la aparición de los primeros síntomas.
- *Hiperglucemia con cetosis, sin acidosis*. Se identifica precozmente la tríada clásica (polidipsia, poliuria y pérdida de peso) y el paciente no llega a presentar acidosis metabólica ni deshidratación. La cetonemia determina dolor abdominal y vómitos. Es frecuente que esto suceda en el diabético conocido, en el contexto de estrés o infección, por lo que es importante educar al paciente en el manejo de estas situaciones.
- *Cetoacidosis (CAD) leve a moderada.* A los síntomas clásicos de diabetes se le suma la respiración acidótica, olor a cetona, deshidratación, alteración leve de la conciencia con decaimiento y tendencia al sueño; pero, generalmente manteniendo una respuesta normal en la escala de Glasgow. La perfusión periférica puede ser normal, o estar enlentecida por la acidosis y la taquicardia pero, suelen mantenerse los pulsos (sobre todo los centrales) y la presión arterial.
- *Cetoacidosis (CAD) leve a moderada.* Existe una acidosis intensa (pH menor 7,0), con afectación grave del estado de conciencia (usar el score de Glasgow), signos de deshidratación grave (mayor al 10%) o shock, alteraciones electrolíticas graves y trastornos respiratorios o cardíacos. Una deshidratación mayor al 10% se presenta por unos pulsos periféricos finos o no palpables, hipotensión y oliguria. Si los síntomas no se tratan a tiempo puede evolucionar al coma. Cetoacidosis (CAD) leve a moderada. Existe una acidosis intensa (pH menor 7,0), con afectación grave del estado de conciencia (usar el score de Glasgow), signos de deshidratación grave (mayor al 10%) o shock, alteraciones electrolíticas graves y trastornos respiratorios o cardíacos. Una deshidratación mayor al 10% se presenta por unos pulsos periféricos finos o no palpables, hipotensión

y oliguria. Si los síntomas no se tratan a tiempo puede evolucionar al coma.

2.4.1. Luna de miel

Se trata de un espacio de tiempo, que puede variar desde unas semanas a incluso algunos años, en el que las necesidades de insulina externa disminuyen de manera importante.

Poco después de diagnosticarse la diabetes y de iniciarse el tratamiento con insulina externa el páncreas se recupera levemente y empieza a producir algo de insulina; por ello la cantidad de insulina que hay que suplementar será cada vez menor. Es importante mantener la insulinoterapia externa, aunque se precisen dosis de insulina muy pequeñas, para ayudar al páncreas y prolongar este periodo lo máximo posible.

2.5. Clasificación de la DM y otras categorías de intolerancia a la glucosa

La DM es un grupo de alteraciones metabólicas que se caracteriza por hiperglucemia crónica, debida a un defecto en la secreción de la insulina, a un defecto en la acción de esta, o a ambas. Además de la hiperglucemia, coexisten alteraciones en el metabolismo de las grasas y de las proteínas (*Rojas et al., 2012*).

2.5.1. Síntomas

Los síntomas iniciales de la DM pueden ser las primeras señales que alerten de poder padecer esta patología, caracterizada por niveles elevados de glucosa en la sangre por la incapacidad del organismo de generar o utilizar adecuadamente la hormona de la insulina. El exceso de glucosa se elimina por la orina, por lo que se producirá un aumento de la cantidad de orina producida por los riñones (poliuria) y, por tanto, de la frecuencia de la necesidad de orinar. Esto, a su vez, supondrá una mayor necesidad de ingerir líquidos, por lo que la sensación de sed también aumentará (polidipsia).

La presencia de abundante azúcar en la orina favorecerá también la proliferación de bacterias en el tracto urinario, por lo que serán más frecuentes las infecciones de vejiga o riñones. También será habitual que se produzcan infecciones en la piel o las encías y que las heridas u otras infecciones tarden más tiempo del normal en curarse.

Por otro lado, la falta de insulina o la resistencia a esta hormona desarrollada por los tejidos, provoca que la glucosa no pueda entrar en las células, que se ven privadas de esta fuente de energía. Esto provoca que las personas con DM tengan signos de fatiga y más hambre de lo normal, a pesar de haber comido. Las personas con DM tipo 1 sin diagnosticar pueden incluso llegar a perder peso.

Los síntomas de la DM pueden variar en intensidad en diferentes personas y según la patología específica. La DM tipo 1 suele producir síntomas de forma rápida y clara tras el desarrollo de la respuesta autoinmune frente a las células productoras de insulina, por lo que su diagnóstico suele ser prácticamente inmediato tras el inicio de los síntomas. La DM tipo 2, en cambio, es mucho más gradual en su manifestación, por lo que puede suceder que transcurran varios años desde la aparición de la resistencia a la insulina sin que se produzcan síntomas que induzcan a la alerta. En estos casos de DM sin síntomas claros, el diagnóstico se puede producir al realizar un análisis de sangre por otro motivo o como parte de un programa de cribado entre las personas con factores de riesgo.

Una *DM tipo 2* sin diagnosticar, y por tanto sin que se inicie el tratamiento adecuado para controlar la glucemia, puede tener serias consecuencias para la salud del paciente, que puede llegar a presentar síntomas de alguna de las complicaciones más frecuentes de esta enfermedad, como visión borrosa o problemas circulatorios. Por el contrario, un diagnóstico temprano y un correcto tratamiento pueden disminuir el riesgo de sufrir complicaciones a lo largo de la vida del paciente.

En resumen, la DM puede manifestar los siguientes *síntomas:* Poliuria (mayor necesidad de orinar), polidipsia (más sed de la habitual), polifagia (hambre incluso habiendo comido) y pérdida de peso; hasta aquí lo que consideraremos de ahora en adelante como la clínica clásica de presentación, las *4 Ps.*

A estos síntomas se añaden fatiga, visión borrosa, infecciones del tracto urinario, genitales, de piel o encías más frecuentes, heridas que tardan más en curar o entumecimiento u hormigueo en las extremidades (DM tipo 2).

En concreto, la visión borrosa se debe a los niveles elevados de azúcar en la sangre y la visión recupera su claridad habitual si estos disminuyen. No obstante, algunas de las complicaciones más frecuentes de la DM afectan a los ojos (retinopatía diabética, edema macular y desprendimiento de retina), por lo que conviene acudir a un oftalmólogo si se presenta alguno de los siguientes síntomas de afectación ocular: Visión borrosa, dificultad para leer, visión doble, dolor o presión en un ojo o en ambos, la córnea se enrojece de forma permanente, ve manchas o elementos flotantes (miodesopsias) que no desaparecen, las líneas rectas aparecen deformadas, o incluso pérdida de visión periférica.

Los diferentes tipos de DM tienen distintas causas, por lo que, a pesar de que todos se caracterizan por tener altos los niveles de azúcar en sangre, los *síntomas* pueden variar:

- *Mayor necesidad de orinar.* A consecuencia de la alta concentración de glucosa en la sangre que las células no pueden asimilar, los riñones tratan de evacuar el exceso a través de la orina, por lo que aumentan tanto la frecuencia con la que se necesita acudir al baño como la cantidad de líquido que se produce. Esta poliuria hace que sea necesario orinar durante la noche, por lo que los niños pueden volver a orinarse en la cama.
- *Sed extrema.* La elevada producción de orina puede conllevar la deshidratación del cuerpo, por lo que este reacciona con una sensación de sed constante para cubrir la necesidad de una mayor ingesta de líquidos (polidipsia).
- *Hambre extrema.* La falta de insulina impide que la glucosa entre en las células, por lo que por mucho que se coma, las células, y en particular las neuronas, siguen necesitando una fuente de energía, por lo que no desaparece la sensación de hambre.
- *Pérdida de peso.* La incapacidad para utilizar la glucosa como fuente de energía hace que las personas con DM tipo 1 tengan que recurrir al consumo de las reservas de grasas y reducir la masa muscular, a pesar del aumento de la ingesta de alimentos, lo que se traduce en una pérdida de peso.
- *Náuseas o vómitos.* El recurso al metabolismo de los lípidos provoca que aumente la cantidad de cuerpos cetónicos en la sangre, lo que a su vez puede inducir náuseas e incluso vómitos. La presencia de cetonas elevadas puede detectarse en la orina y también en el aliento, que olerá a fruta.
- *Cansancio, debilidad o fatiga.* La imposibilidad de usar la glucosa, especialmente por parte de las neuronas, provocará una continua sensación de cansancio y debilidad. Además de esta fatiga, debida a la falta de energía, también es común que el carácter se vuelva irascible.
- *Infecciones.* Los altos niveles de glucosa en la orina pueden ser fuente de alimento para microorganismos como bacterias y hongos, lo que puede afectar a la flora microbiana del tracto urinario y genital y provocar infecciones como cistitis, pielonefritis o candidiasis vaginal en niñas y mujeres.

La *fisiopatología* de la DM tipo 2 radica en la resistencia a la insulina secretada por el páncreas. A pesar de que la hormona se encuentra en el torrente sanguíneo, las células del organismo no la utilizan de manera adecuada para hacer pasar la glucosa a su interior, lo que produce la hiperglucemia. Esta resistencia está relacionada con la falta de actividad física y el exceso de peso por acumulación de materia grasa. La epidemia de sobrepeso y el exceso de sedentarismo en los hábitos de vida actuales están haciendo que la DM tipo 2 aparezca en personas jóvenes, cuando antes era considerada un trastorno de la edad avanzada.

Los *síntomas* que puede provocar la DM tipo 2 como consecuencia de todo esto son parecidos a los de la DM tipo 1, aunque aparecen de forma más lenta o menos intensa, por lo que pueden pasar desapercibidos o ser malinterpretados durante mucho tiempo antes del diagnóstico.

- *Poliuria, polidipsia y polifagia:* El aumento de la necesidad de orinar, de ingerir líquidos y de comer más, característicos de la DM tipo 1, no son tan marcados en la DM tipo 2 y pueden pasar desapercibidos.
- *Cansancio:* El mal aprovechamiento de la glucosa sanguínea produce una sensación de cansancio en las personas con DM tipo 2.
- *Infecciones:* La mayor cantidad de glucosa en sangre y orina favorece la aparición recurrente de infecciones del tracto urinario y genitales, pero también en la piel, encías o aparato respiratorio.
- *Cortes y hematomas:* El proceso de reparación de los tejidos afectados por cortes y heridas se ve afectado por el exceso de azúcar en la sangre, por lo que pueden tardar más en curarse.
- *Visión borrosa:* La alta concentración de glucosa en circulación afecta al volumen del cristalino, como en la DM tipo 1, pero también puede tener efectos en la retina si la hiperglucemia permanece sin tratar durante periodos de tiempo prolongados, como resultado de una DM sin diagnosticar.
- *Hormigueo o entumecimiento en manos y pies:* La hiperglucemia prolongada en el tiempo repercute en la circulación sanguínea y también en los nervios, por lo que ambas complicaciones pueden producir síntomas de pérdida de sensibilidad, hormigueo o entumecimiento en los pies o en las manos.

En el caso de la *DM gestacional*, los síntomas más comunes de la DM, como son el aumento de la frecuencia de la necesidad de orinar, del hambre o el cansancio, o no se producen o se confunden con facilidad con la situación normal debida al embarazo. Al diagnóstico de la DM gestacional se llega, por tanto, por la realización directa de una prueba específica en la segunda mitad del periodo de gestación a las mujeres embarazadas.

Una vez diagnosticada la DM e iniciado el tratamiento, los niveles de glucosa en sangre deberían permanecer dentro del rango de la normalidad. No obstante, es posible que se produzcan desajustes, tanto por hiperglucemias como por hipoglucemias.

Los *síntomas de la hiperglucemia,* es decir, altos niveles de glucosa en sangre, varían entre las personas y según la intensidad y la duración de la misma. Estos pueden incluir algunos de los siguientes:

- Aumento de la frecuencia de orinado.
- Aumento de la necesidad de beber.
- Dolor de cabeza.
- Cansancio y debilidad.
- Irritabilidad.
- Hambre.
- Dolor abdominal.
- Sequedad en labios y boca.
- Visión borrosa.
- Náuseas y vómitos.

Si además se presentan palpitaciones, respiración agitada y somnolencia, será necesario acudir de forma inmediata a urgencias o llamar a emergencias, pues puede tratarse de una cetoacidosis diabética.

Los *síntomas de la hipoglucemia*, se presentan de forma más rápida que los de las hiperglucemias, y dependerán también de la intensidad de las mismas. Los primeros en manifestarse son los provocados por la entrada en funcionamiento del sistema contrarregulador de la insulina, cuyo objetivo es tratar de elevar los niveles de glucosa en sangre. Estos *síntomas* adrenérgicos incluyen:

- Hambre.
- Palidez.
- Sudor frío.
- Náuseas.
- Irritabilidad.
- Ansiedad.
- Temblores.
- Palpitaciones.

Ante la presencia de estos síntomas, la persona con DM que sufre una hipoglucemia puede ponerle remedio mediante la ingesta de carbohidratos. Algunas personas no sienten ninguno de estos síntomas adrenérgicos, por lo general debido a que su cuerpo se ha habituado a unos frecuentes episodios de hipoglucemia y su sistema contrarregulador no entra en funcionamiento hasta que el nivel de la hipoglucemia es todavía más crítico, lo que les hace presentar un mayor riesgo de sufrir hipoglucemias severas que podrían poner en peligro su vida.

Cuando la hipoglucemia se prolonga, las reservas celulares de energía se agotan. El organismo empieza entonces a depender del metabolismo de las grasas, que genera cuerpos cetónicos en la sangre. Las neuronas del sistema nervioso central no pueden utilizar estos compuestos, por lo que el déficit de glucosa comienza a manifestarse como *síntomas neurológicos:*

- Dolores de cabeza.
- Mareos.
- Falta de concentración.
- Confusión.
- Sensación de debilidad.
- Visión borrosa o doble.
- Alteración de la conducta.
- Problemas de memoria.
- Falta de coordinación motora.
- Lapsus.
- Pérdida de conciencia.
- Convulsiones.
- Coma.

Cuando *la hipoglucemia se produce durante las horas de sueño*, los síntomas son:

- Tener pesadillas.
- Despertarse llorando.
- Sudar profusamente (hasta mojar el pijama o humedecer las sábanas).
- Sentir cansancio, irritabilidad o sentirse confundido al levantarse.
- Cuidado y tratamiento de los síntomas de la DM.

Ante la presencia de cualquier síntoma de DM, el paciente deberá acudir a su médico para realizar una prueba diagnóstica que confirme si padece esta patología. En caso de confirmarse el diagnóstico de la DM, el paciente deberá comenzar un tratamiento adecuado destinado a mantener bajo control los niveles de glucosa en sangre. Las personas con DM tipo 1 comenzarán un tratamiento de administración de insulina y vigilancia de la cantidad de hidratos de carbono que ingieren. Las personas con DM tipo 2 normalmente comenzarán un tratamiento basado únicamente en el cambio de sus hábitos de vida: Seguir una dieta saludable y realizar una mayor actividad física de manera regular. Sin embargo, también en ocasiones puede ser necesario que el médico prescriba algún tipo de medicamento antidiabético o, incluso, inyecciones de insulina para lograr reducir la hiperglucemia.

Las personas con DM podrán evitar la aparición de complicaciones si siguen unos adecuados cuidados de su condición y son adherentes al tratamiento. Evitar que se eleven los niveles de azúcar de manera frecuente o prolongada ayudará a evitar que la DM afecte al sistema circulatorio y aparezcan problemas renales, de visión o neurológicos. Para lograr este objetivo, la persona con DM deberá seguir atentamente las indicaciones de su médico, tanto en lo referente a la medicación como a la alimentación y actividad física. Si, a pesar de seguir adecuadamente las indicaciones, permaneciera alguno de los síntomas, estos regresaran en algún momento o apareciera alguno nuevo, el paciente deberá acudir a su médico para ajustar su tratamiento. También es recomendable realizar exámenes periódicos para comprobar la evolución de la patología (*Federación Española de Diabetes FEDE*, 2022).

2.5.2. DM tipo 1

La DM1 corresponde a la entidad anteriormente denominada *diabetes mellitus insulinodependiente o juvenil*, en la que la destrucción de las células β del páncreas conduce a una deficiencia absoluta de insulina.

La prevalencia de DM en España se sitúa en torno al 13,8% en mayores de 18 años. Para la DM1 la prevalencia se sitúa entre 0,2 y 0,3%, representando entre un 10 y un 15% del total de personas con DM. La incidencia anual por 100.000 habitantes oscila entre 9,5 y 16 en menores de 14 años, y en un 9,9 entre los 15 y 29 años. La incidencia es mínima entre 0 y 5 años, y máxima a los 13-14 años. En el grupo de 0 a 14 años no existen diferencias en la incidencia por sexos, mientras que entre 15 y 30 años se observa un claro predominio de varones (*G. De et al., n.d.*)

La DM es un grupo de enfermedades metabólicas caracterizadas por hiperglucemia secundaria a un defecto absoluto o relativo en la secreción de insulina, que se acompaña, en mayor o menor medida, de alteraciones en el metabolismo de los lípidos y de las proteínas, lo que conlleva una afectación micro y macrovascular que afecta a diferentes órganos como ojos, riñón, nervios, corazón y vasos. Pero en concreto la DM 1 se considera una enfermedad inmunoinflamatoria crónica en la que existe una destrucción selectiva de las células beta del páncreas mediada por linfocitos T activados.

En la clasificación actual, la DM1 se subdivide en dos *subtipos*: DM1 A o autoinmune y DM1 B o idiopática.

- *DM1 A o autoinmune:* Enfermedad autoinmune en la que existe una destrucción selectiva de las células β del páncreas mediada por linfocitos T activados en sujetos con haplotipos HLA de predisposición. Los autoanticuerpos contra estos antígenos pueden ser detectados en el suero de pacientes con DM1. Después de un período preclínico de duración variable, durante el cual el paciente permanece asintomático, cuando la masa de células productoras de insulina llega a un valor crítico el paciente presenta la sintomatología clásica: Poliuria, polidipsia, polifagia, pérdida de peso y una progresiva cetosis que puede acabar en cetoacidosis, si no se instaura tratamiento con insulina exógena.
- *DM1 B o idiopática:* Como contraposición a la DM1 A, la DM1 B engloba a aquellos pacientes con mismas o iguales características, en los que no se encuentran datos de autoinmunidad ni haplotipos HLA de predisposición. Como entidad de reciente descripción se conoce poco de su etiología, evolución y pronóstico.

2.5.3. MODY

La diabetes tipo MODY es, tras la DM tipo 1, el tipo de DM más frecuente en la infancia. En muchas ocasiones los sujetos con DM tipo MODY son diagnosticados de forma errónea como afectados de DM tipo 1 (se cree que hasta en un 10% de los casos) o de DM tipo 2 (hasta en el 2-5%). Para su diagnóstico se necesita un alto índice de sospecha, y resulta fundamental tener en cuenta la historia familiar, edad de aparición, grado de hiperglucemia y la ausencia de autoanticuerpos pancreáticos (*Tapia Ceballos et al., 2008*).

La diabetes tipo MODY recibe su nombre por la abreviatura de la frase, en inglés, *Maturity Onset Diabetes of the Young* (diabetes de la edad madura que se presenta en el joven). Como su nombre indica, se trata de un tipo de DM que en principio se parecería más a la tipo 2, cuyo inicio típico es en la madurez, en que puede controlarse sin necesidad de insulina, pero con una edad precoz de presentación, por debajo de los 25 años. Conviene destacar que no es la misma situación que se ha observado en los últimos años de aparición de diabetes tipo 2 en población infantil debido a la obesidad.

Se trata de una forma monogénica de la enfermedad, es decir, una sola mutación en heterocigosis en un único gen es suficiente para que la enfermedad se exprese. Su patrón de herencia es autosómico dominante (presencia de DM en todas las generaciones y en el 50% de los hijos). Debido a esta mutación se produce una alteración de los mecanismos de secreción de insulina en la célula beta pancreática (*Tapia Ceballos et al., 2008*).

Cuando se sospeche una diabetes MODY hay que realizar una serie de tests genéticos, que no se realizan en cualquier laboratorio sino que tienen que llevarse a cabo en unos pocos laboratorios de referencia.

2.5.4. DM tipo 2

Previamente denominada *del adulto o no insulinodependiente,* es la resultante de un déficit relativo de insulina que se produce en forma progresiva, sobre la base inicial de resistencia insulínica. Corresponde al 90 al 95% de los pacientes con DM. Se extiende entre los rangos de insulinorresistencia predominante, con déficit relativo de insulina y de déficit secretor de insulina predominante con insulinorresistencia. La DM tipo 2 presenta una importante predisposición genética que, aunque no bien aclarada, es mayor que la de la DM tipo 1. La DM de tipo 2 se diagnostica cuando el páncreas ya no puede segregar insulina suficiente para compensar la resistencia a la insulina, motivo por el cual generalmente los pacientes ya presentan complicaciones crónicas al momento del diagnóstico de la enfermedad. Se presenta en individuos con grados variables de resistencia insulínica, en muchos casos con hiperinsulinemia, pero es necesaria la asociación con un déficit relativo en la secreción de insulina. Si bien no existen signos clínicos que indiquen en forma precisa cuál es el defecto primario, el exceso de peso sugiere insulinorresistencia en tanto que el descenso de peso indica una progresiva disminución de la secreción de insulina.

Diversos factores ambientales y genéticos incrementan el riesgo de desarrollar DM de tipo 2. Se asocia con la obesidad, edad, presencia de historia familiar y de diabetes gestacional, etnia, sedentarismo e intolerancia a la glucosa. En concreto, la predisposición genética, un factor de riesgo reconocido para el desarrollo de la DM de tipo 2, con un nivel de riesgo mínimo del 40% para una persona con progenitores que padecen DM. La falta de ejercicio físico y una dieta rica en azúcares y ácidos grasos y baja en fibra, ambos factores favorecen la producción y la acción anormales de la insulina.

También se han identificado *otros factores ligados al estilo de vida:*

- Consumo de tabaco.
- Sueño insuficiente y de mala calidad.
- Depresión y estrés.
- Consumo excesivo o habitual de alcohol.

2.5.5. Diabetes en el embarazo

Hiperglucemia crónica que se diagnostica durante el embarazo a una mujer sin antecedentes de diabetes. La DM gestacional suele resolverse en cuanto nace el bebé, pero las mujeres que la desarrollan durante el embarazo es muy probable que desarrollen DM de tipo 2 más tarde (*Plows et al., 2018*).

Durante el embarazo, el cuerpo de la mujer sufre una serie de cambios metabólicos considerables, uno de ellos es la resistencia a la insulina, que puede dar lugar a la aparición de DG.

Por otro lado, la placenta es un órgano productor de hormonas como estrógenos, progesterona, hormona lactógeno placentaria, factores de crecimiento, etc. La progesterona, que globalmente ejerce cierta acción antiinsulínica, se produce en las primeras semanas de gestación a expensas del cuerpo lúteo y, posteriormente, se sintetiza a nivel de la placenta a partir del colesterol materno. El lactógeno placentario, producido en el sincitiotrofoblasto, es una hormona catabólica para la madre y anabólica para el feto, contribuyendo a proporcionar los nutrientes necesarios para su desarrollo (glucosa, ácidos grasos libres, aminoácidos). Entre otras acciones produce el estímulo de lipólisis y cetogénesis materna, estímulo de crecimiento fetal, aumento de la función insular pancreática y empeoramiento de la resistencia periférica insulínica (*García Benasach, 2012*).

En concreto, es en la segunda mitad de la gestación donde se producen un incremento progresivo en la resistencia a la acción de la insulina, de modo que en el tercer trimestre la sensibilidad a la insulina es aproximadamente un tercio de lo normal y los niveles de insulina se incrementan aproximadamente 4 veces, razón por la cual, se produce un resistencia a la insulina, a la que se suman otras hormonas como son cortisol, progesterona y estrógenos.

La DG se definió originariamente hace más de 50 años por J.B. O'Sullivan como cualquier grado de hiperglucemia detectada por primera vez durante la gestación (*Durán Rodríguez-Hervada & Calle Pascual*, 2015).

El *test de O'Sullivan* es una prueba destinada a valorar los niveles de azúcar en sangre, para diagnosticar los casos de DG. En España se hace rutinariamente a todas las embarazadas entre las semanas 24 y 28 de gestación (y en algunas comunidades autónomas se hace dos veces, una en el primer trimestre, dependiendo de la edad gestacional de la madre). Se precisan de 8 a 10 horas de ayuno.

La glucosa en sangre debe ser menor a 140 mg/dl en las dos extracciones. Si los resultados ofrecieran unas cifras iguales o mayores a 140 mg/dl se puede sospechar una intolerancia a los hidratos de carbono o una DG. Se diagnostica DG cuando los resultados igualan o superan los 200 mg/dl, y en este caso es necesario repetir el test para confirmarlo. Si los niveles obtenidos no han llegado a 200 mg/dl, pero han igualado o superado los 140 mg/dl, para confirmarlos se realiza la curva de glucemia o test de tolerancia oral a la glucosa (conocida popularmente como *curva larga* o *curva de las tres horas*). En esta prueba se monitorizan los valores de glucemia tras una sobrecarga oral de 100 g. de glucosa y se realizan cuatro mediciones en intervalos de una hora.

¿Se debería adelantar el parto en mujeres con DG? Pues según un estudio realizado por Cochrane, no hay pruebas suficientes para identificar claramente si existen diferencias en los resultados de salud en las pacientes con DG y sus hijos cuando se realiza el parto electivo en comparación con esperar a que el trabajo de parto comience de forma espontánea o hasta las 41 semanas de gestación si todo está bien (*Bhuinneain et al., 2018*).

2.5.6. Diabetes insípida

La diabetes insípida (DI) es una afección poco frecuente por la cual los riñones son incapaces de evitar la eliminación de agua.

La cantidad de agua eliminada en la orina es controlada por la hormona antidiurética (HAD). La HAD también se conoce como *vasopresina*. La HAD se produce en una región del cerebro llamada *hipotálamo*. Se almacena y se secreta desde la hipófisis.

La DI causada por falta de HAD se denomina *DI central*. Cuando la DI es ocasionada por la insuficiencia del riñón para responder a la HAD, la afección se denomina *DI nefrógena*.

Una analítica basal normal no excluye una DI en un paciente con sensación de sed intacta y libre acceso a líquidos. El aporte hídrico mantendrá el sodio y la osmolalidad plasmática normales.

Además de poliuria, el paciente con libre acceso a líquidos y mecanismos de la sed intactos también va a manifestar polidipsia compensadora. Por el contrario, si no repone las pérdidas de agua, sufrirá deshidratación hipernatrémica e hipovolemia. Cuando la polidipsia es excesiva impide la correcta alimentación y se producirá pérdida de peso.

Puede ser provocada por un daño al hipotálamo o a la hipófisis como resultado de:

- Problemas genéticos.
- Traumatismo craneal (causa frecuente).
- Infección en el cerebro.
- Problema con las células que producen-HAD debido a una enfermedad autoinmunitaria.
- Pérdida del riego sanguíneo a la hipófisis.
- Cirugía en el área de la hipófisis o del hipotálamo (causa más frecuente).
- Tumores en o cerca de la hipófisis.

La *DI nefrógena* es muy poco frecuente y puede ser ocasionada por:

- Ciertos medicamentos, como el litio.
- Problemas genéticos.
- Altos niveles de calcio en el cuerpo (hipercalcemia).
- Enfermedad renal, como la poliquistosis renal.

2.5.7. Otros

A. LADA (Latent Autoimmune Diabetes in Adults).

Es un tipo de DM en el que se presenta destrucción inmunológica de células beta pancreáticas, en personas adultas. Se observa una larga historia de autoinmunidad con lenta progresión de daño en células beta. Estos pacientes tienen un proceso patológico similar a aquellos con DM tipo 1, tanto por la susceptibilidad genética, presencia de autoanticuerpos, disminución en la secreción de insulina y progresión hacia la insulinodependencia. Sin embargo, aparece en personas adultas, en lugar de niños o jóvenes.

- *Criterios diagnósticos:* Aparición en la edad adulta, generalmente después de 35 años. Presencia de autoanticuerpos específicos, siendo Anti-GAD (antidecarboxilasa de ácido glutámico) el más frecuente. No insulinoterapia al debut, al menos por 6 meses. En comparación con los pacientes con DM tipo 2, los pacientes con LADA presentan niveles de péptido C menores, pero mayores que en DM 1.

- Estos pacientes muestran una respuesta inicial satisfactoria a los hipoglucemiantes orales y progresión variable a insulinodependencia. Se debe considerar este diagnóstico en casos de adultos con DM tipo 2 *atípica*. Las *características* más frecuentemente asociadas a la enfermedad que permiten diferenciarlos de los pacientes DM tipo 2 son: Edad de inicio menor de 50 años, síntomas agudos al debut, IMC menor de 25 kg/m^2, e historia personal o familiar de enfermedad autoinmune.
- *Tratamiento LADA:* Hasta ahora no hay estrategias definidas con respecto al mejor tratamiento para estos pacientes. Los objetivos de control metabólico deben ser los recomendados para la DM. Las medidas dietéticas y ejercicio son similares a otros tipos de DM.

  Evitar sulfonilureas, pueden aumentar la respuesta inmunológica, con progresión hacia insulinodependencia. Metformina, recomendable en casos asociados a insulinoresistencia o síndrome metabólico. Glitazonas, efecto antiinflamatorio y antiapoptótico (previene la muerte celular) de la célula beta. Incretino-miméticos (análogos de GLP-1 e inhibidores de DPP-IV) por su efecto antiapoptótico de célula beta. Insulina, terapia de elección, especialmente en casos con control metabólico insuficiente.

B. Diabetes por defectos genéticos de la acción de la insulina

Son enfermedades de muy *baja frecuencia* caracterizadas por presentar severa insulinoresistencia:

- *Síndrome de Donohue o Leprechaunismo* se presenta en el período neonatal, con severa resistencia a la insulina asociada a retardo del crecimiento intrauterino, ausencia de grasa subcutánea, rasgos dismórficos y alta letalidad.
- *Síndrome de Rabson-Mendenhall* es de presentación más tardía, con retardo severo del crecimiento, hiperplasia gingival con displasia dental. La mayoría de los pacientes fallecen en la infancia.
- *Resistencia insulínica tipo A* es la forma clínica más leve y habitualmente se diagnostica en mujeres adolescentes sin sobrepeso que presentan acantosis nigricans, hirsutismo, virilización y ovarios poliquísticos.

- *Diabetes lipoatróficas o lipodistrofias* pueden ser congénitas o adquiridas. Las *genéticas* son producidas por mutaciones en los genes de factores diferenciadores de adipocitos. Pueden ser parciales en que las mutaciones más frecuentes están en los genes que codifican para las proteínas (láminas) que mantienen la envoltura nuclear y los genes del receptor activado por proliferadores de peroxisomas gamma. Además hay otra forma total generalizada (*síndrome de Berardinelli-Seip*) que se debe a mutación del gen de la enzima 1-acilglicerol-3-fosfato-O-aciltransferasa 2 (AGPAT2) que juega un rol fundamental en la adipogénesis. Se produce depleción de triglicéridos en el tejido adiposo, acumulándose en hígado y músculos. Los pacientes presentan ausencia parcial o casi total de tejido adiposo, aspecto de marcada musculatura por acumulación grasa en músculos, severa resistencia insulínica, hiperglicemia, hipertrigliceridemia, esteatosis hepática, miocardiopatía y trastornos en la fertilidad. Presentan niveles disminuidos de leptina y adiponectina.
  Las *adquiridas* se caracterizan por desaparición generalizada del tejido adiposo, DM no cetósica, hipertrigliceridemia, descenso del colesterol HDL, resistencia a la insulina, hiperinsulinemia, hipoleptinemia, xantomas eruptivos y hepatomegalia. Se manifiestan en la adolescencia. Afectan más frecuentemente a mujeres que a varones. La hipertrigliceridemia severa en ocasiones es responsable de episodios de pancreatitis. Se presentan en individuos con enfermedades autoinmunes como tiroiditis de Hashimoto, artritis reumatoide, vitíligo, anemia hemolítica y hepatitis crónica activa. Se han identificado anticuerpos contra la membrana del adipocito, planteándose que la lipodistrofia generalizada adquirida tiene una etiología autoinmune.

C. Diabetes secundarias a enfermedades pancreáticas

Incluyen múltiples patologías como pancreatitis, cáncer pancreático y enfermedades sistémicas como la fibrosis quística y hemocromatosis.

El *cáncer de páncreas* corresponde a adenocarcinoma ductal en aproximadamente el 90% de los casos. El diagnóstico suele ser tardío porque es clínicamente asintomático hasta que el tumor ha alcanzado una etapa avanzada, y se presenta con pérdida de peso, dolor abdominal y/o ictericia. Esta condición es dos veces más frecuente en personas obesas con DM2. Presentan DM hasta el 50% de aquellos con carcinoma del páncreas, y el diagnóstico de la DM a menudo precede al diagnóstico de cáncer (*Sanzana G. & Durruty A., 2016*).

D. Diabetes asociadas a endocrinopatías

El exceso de cualquiera de las hormonas que antagonizan la acción de la insulina como cortisol, hormona de crecimiento, glucagón y epinefrina pueden producir hiperglicemia. El síndrome de Cushing, acromegalia, feocromocitoma y glucagonoma cursan con distintos grados de trastornos del metabolismo de la glucosa hasta DM.

El *síndrome de Cushing* con DM se asocia en 20-50%. Probablemente su frecuencia está subestimada ya que no siempre se realiza test de tolerancia a la glucosa a individuos con glicemias de ayunas normal.

El *glucagonoma* es muy infrecuente, es una neoplasia por proliferación de células alfa, que se presenta con DM en la quinta década de la vida, con lesiones cutáneas, diarreas, anemia y enfermedad tromboembólica.

La *somatostatinoma* y la *aldosteronoma* inducen hipokalemia, lo que en parte causa DM por inhibición de la secreción de insulina. Habitualmente la glucemia se normaliza después de la extirpación del tumor.

E. Diabetes inducida por fármacos o sustancias químicas

Varios fármacos pueden inducir trastornos en el metabolismo de los hidratos de carbono, por diferentes mecanismos. Pueden precipitar una DM en individuos predispuestos que ya tienen alguna alteración en la secreción o acción de la insulina. Ciertas *toxinas* como el vacor, estreptozotocina y pentamidina endovenosa pueden dañar en forma permanente las células β.

Los *glucocorticoides* por su amplia indicación y potencia diabetogénica son los fármacos que más frecuentemente inducen hiperglicemia. Se utilizan en el tratamiento de muchas condiciones médicas. Producen aumento de peso a menudo con depósitos anormales de grasa, en abdomen, zona interescapular y dorsocervical. Favorecen el paso de preadipocitos a adipocitos maduros. El efecto hiperglicemiante de los glucocorticoides en el metabolismo de la glucosa es consecuencia de aumento de la resistencia periférica de la insulina y a nivel hepático disminución de la sensibilidad a la insulina y mayor producción de glucosa. Las dosis altas de corticoides inducen disfunción de la célula β (menor secreción de insulina). El efecto de los glucocorticoides es principalmente sobre la glucosa postprandial vespertina, y no en los niveles de glucosa en ayunas. Esto podría también reflejar una relación con la hora matutina de administración.

Los *antipsicóticos atípicos* (clozapina, olanzapina, risperidona, quetiapina, ziprasidona y ripiprazol) parecen inducir DM por promover aumento de peso y también inducir RI no relacionada con obesidad.

Los medicamentos *antirretrovirales inhibidores de la proteasa y análogos de nucleósidos,* utilizados en la infección por VIH, producen un síndrome caracterizado por una lipodistrofia característica con redistribución del tejido adiposo de la cara y extremidades al torso con acumulación de grasa en abdomen y zona interescapular, RI y alta frecuencia de DM.

Los *inmunosupresores* (tacrolimus, ciclosporina) producen RI y daño tóxico directo sobre la célula β. Es conocida la alta incidencia de DM por la terapia inmunosupresora post trasplante, independiente del uso de corticoides. Asimismo, los pacientes tratados con interferón α desarrollan DM secundaria a anticuerpos contra las células de los islotes. Se menciona la diabetes post trasplante dentro de las atípicas.

El *ácido nicotínico* aumenta la RI y las *tiazidas* alteran la secreción insulínica por hipokalemia.

F. Diabetes inducida por infecciones

Algunos virus causan daño directo en la célula β. Se han descrito DM no asociadas a autoinmunidad en rubéola congénita y otros virus, entre ellos Coxsackie B, citomegalovirus y adenovirus.

G. Formas infrecuentes de diabetes mediada por inmunidad

La DM se puede asociar a múltiples enfermedades autoinmunes con diferente etiología pero que llevan a un proceso de insulinitis similar al de la DM1.

Los pacientes con el *síndrome de Stiff-man* (hombre rígido), una enfermedad autoinmune del sistema nervioso central caracterizada por rigidez y espasmos musculares dolorosos, suelen tener títulos elevados del autoanticuerpo anti decarboxilasa del ácido glutámico (anti GAD). Un 30-50% de estos pacientes desarrollan DM1.

Los anticuerpos anti-receptor de insulina pueden causar DM, ya que se unen al receptor, bloqueando su unión con la insulina y reduciendo su acción en tejido blanco. Sin embargo, estos anticuerpos también pueden actuar como agonistas induciendo hipoglicemias (*Sanzana G. & Durruty A., 2016*).

3. TRATAMIENTOS

El abordaje del paciente con DM, debe ser integral y no centrarse solo en el control glucémico de la enfermedad o el peso del paciente, entre ellos se encuentran: Hábitos de vida, presión arterial, dislipemia, tabaquismo y otros hábitos tóxicos.

3.1. Educación de los pacientes con diabetes

En la actualidad está claramente establecido que la educación es una piedra angular del tratamiento de la DM y es vital para la integración del diabético en la sociedad. El tratamiento de la DM para mejorar el control es una actividad que dura 24 horas al día y a menudo comprende modificaciones importantes del modo de vida. Asimismo, el objetivo de la educación para el autocontrol de la DM no es simplemente aumentar los conocimientos sobre la DM, sino apoyar a las personas diabéticas y a sus familias en los esfuerzos para incorporar el tratamiento de la DM a su modo de vida.

Además, cuanto mejor conozcan las personas diabéticas cómo hacer estas modificaciones y las razones que están detrás de las mismas, más éxito tendrán en el autocontrol de su DM.

La educación para el autocontrol de la DM tiene múltiples *beneficios*. Permite a los pacientes con DM controlar su enfermedad, integrando las rutinas diarias de la autovigilancia y disciplina en su modo de vida. Además, la educación en el autocontrol de la DM ha demostrado mejorar el bienestar y la calidad de vida, mejora el control de los cuidados personales, mejora el control metabólico, favorece la prevención y la detección precoz de las complicaciones y disminuye los costes de la asistencia, tanto en el coste directo como en los costes indirectos debido a la pérdida de ingresos o productividad.

Por lo tanto, la *educación diabetológica* debe ser un componente integral en la asistencia de la diabetes y todos los pacientes con DM deberían recibirla en el momento del diagnóstico y con intervalos regulares durante toda la vida.

La OMS define la *Educación terapéutica en la diabetes y otras enfermedades crónicas* como un proceso continuo y parte integral de la atención centrada en la persona. Contempla la sensibilización, información, educación para el aprendizaje de la autogestión y el soporte psicosocial en las diferentes situaciones relacionadas con la enfermedad y el tratamiento.

El *objetivo* es ayudar a los pacientes y sus familiares a:

- Desarrollar la capacidad de autogestión del tratamiento para prevenir complicaciones.
- Cooperar con los equipos de salud.
- Poder vivir manteniendo o mejorando la calidad de vida.

La *Asociación Americana de Diabetes* (ADA) define la *educación para el autocontrol de la DM* como un proceso continuo que facilita los conocimientos, habilidades y actitudes para la autogestión de la DM. Este proceso incorpora las necesidades, valores y experiencias de vida de las personas con DM o prediabetes y ha de estar basado en la evidencia. Los objetivos son dar soporte informado a la toma de decisiones, facilitar la adherencia a la autogestión del tratamiento y facilitar la resolución de problemas y la colaboración activa con los profesionales de la salud para mejorar los resultados clínicos, el estado de salud y la percepción de calidad de vida.

Las tendencias actuales en educación trabajan cada vez más el empoderamiento del propio paciente potenciando su autonomía para tomar decisiones, contando con el soporte del equipo de salud.

A la hora del aprendizaje que comprende la adquisición de las competencias mínimas básicas para que el paciente pueda seguir el tratamiento en su domicilio, se encuentra la fase de supervivencia que tras el alta hospitalaria, manteniendo unos mínimos de seguridad. Se explica lo que es la diabetes, las técnicas de administración de la insulina, señales de alarma e identificación de alimentos que contienen hidratos de carbono (HC) y plan de alimentación equilibrado.

3.1.1. Tratamiento dietético

Uno de los aspectos fundamentales en el tratamiento dietético de la DM2 es evaluar la existencia de *sobrepeso u obesidad* en el paciente. Dado que la pérdida modesta de peso ha demostrado una reducción importante de la resistencia insulínica, se recomienda que cualquier paciente con DM2 y sobrepeso/obesidad pierda peso, lo cual se suele conseguir mediante la inducción de un déficit diario calórico de 500-1000 kcal. Sin embargo, en el paciente diabético sin sobrepeso u obesidad, la ingesta calórica debe ser similar a la del paciente no diabético. Respecto a la *distribución del porcentaje de macronutrientes* (carbohidratos, proteínas, grasas), en el paciente diabético, las últimas recomendaciones indican que no existe una distribución ideal de estos macronutrientes y que se debería basar en la evaluación individual, los patrones de alimentación preferidos y los objetivos metabólicos. La ingesta de carbohidratos sí debería ser variada, e incluir carbohidratos procedentes de frutas, vegetales, cereales integrales, legumbres y leche desnatada. La ingesta abundante de fibra (al menos 50 gramos diarios o 14 gramos/1000 kcal) es altamente recomendable en este grupo de población.

Controlar la ingesta de carbohidratos (ya sea mediante intercambios, contaje o experiencia personal) es una estrategia fundamental para conseguir un adecuado control glucémico y aunque el uso del índice o carga glucémica parece ser de utilidad limitada, no hay que contraindicar su uso. Por otra parte, el paciente con DM puede utilizar edulcorantes no calóricos con tranquilidad, ya que son seguros, siempre y cuando no se supere la ingesta de la cantidad diaria máxima recomendada. Respecto a la ingesta lipídica, no se recomienda que la ingesta de grasas saturadas sobrepase el 7% del total de calorías. Asimismo, la ingesta de grasas trans debería minimizarse por sus efectos perniciosos y la cantidad diaria de colesterol no debería ser > 200 mg. Se recomienda además tomar semanalmente al menos 2 o más raciones de pescado, ya que provee ácidos grasos poliinsaturados n-3.

En cuanto a la *ingesta proteica*, en aquellos pacientes con DM y función renal normal, no hay evidencia de que la ingesta habitual de proteínas (15–20% de la energía total) deba ser modificada. No se recomienda la ingesta de alcohol en el paciente diabético, pero en el caso de que se produzca, la máxima dosis admisible en la mujer sería de una copa diaria y de dos copas diarias para el hombre. Para reducir el riesgo de hipoglucemia nocturna en pacientes que toman insulina, se recomienda que el alcohol sea consumido con comida. Finalmente, no existe evidencia clara de que la *suplementación con vitaminas o minerales* en pacientes sin déficit previo sea de beneficio alguno. De forma similar, la suplementación rutinaria con antioxidantes (vitamina E, C y caroteno), no se recomienda dada la falta de evidencia de eficacia y dudas sobre su seguridad a largo plazo.

A. Recomendaciones dietéticas en diabetes y diabetes gestacional

- *Lácteos:* Actualmente la evidencia científica no apoya el uso de productos desnatados, ya que los productos enteros no empeoran el perfil lipídico ni aumentan el riesgo cardiovascular. Se recomienda medio litro diario en un adulto sano. Se pueden sustituir 100 ml de leche por un yogur desnatado.
- *Pan:* Preferiblemente integral, por que su contenido en fibra hace que el azúcar en sangre se eleve menos que con el pan blanco.
- *Frutas:* Se puede comer cualquier tipo de fruta, salvo plátanos y uvas, que no se deben comer de forma frecuente. Se deben comer frescas y crudas. No se recomienda tomar más de 3 piezas al día.
- *Carnes:* Mejor pollo sin piel. Vaca o ternera si es muy limpia. No se aconseja carne roja más de una vez a la semana.
- *Pescado:* Se recomienda tomar más pescado que carne. El pescado puede ser blanco o azul. Es aconsejable tomar pescado azul 2 ó 3 veces por semana.
- *Huevos:* No más de 4 yemas a la semana, y si tiene colesterol alto, no más de 3. Puede tomar claras todos los días.
- *Aceites:* Dar preferencia al aceite de oliva, aunque se pueden usar otros aceites vegetales como el de girasol, soja o maíz. No se recomienda sustituir el aceite por mantequilla.
- *Endulzantes:* Utilice aspartamo, sacarina, sucralosa o stevia en lugar de azúcar. Evite la fructosa y el sorbitol.
- No son aconsejables los productos que se venden bajo el epígrafe de *Especiales para diabéticos.*
- Lea el etiquetado de los productos que consuma y evite sustancias como el sodio, dextrosa, sacarosa, fructosa, sorbitol.
- La bebida ideal en comidas y a lo largo del día es el agua. Puede tomar, te libre, infusiones, café solo o algunos refrescos endulzados artificialmente. No es recomendable tomar bebidas alcohólicas ni cerveza sin alcohol.
- Evitar los productos que contienen alto contenido en azúcares rápidamente absorbibles. Dentro de este grupo estarían los productos que contienen el azúcar de mesa, jaleas, miel, mermeladas, almíbar, confitura, productos de pastelería y repostería, bebidas refrescantes, helados,

zumos de frutas y harinas refinadas y sus derivados, los cuales elevan mucho el nivel de glucosa en la sangre y empeoran el control de su enfermedad. Por ello es muy importante que el consumo de estos productos sea muy esporádico y si necesita inyectarse insulina, tenga en cuenta que para esa comida necesitará más insulina rápida.

- Respete los pesos de los alimentos de la dieta que se le ha recomendado. Si no se especifica peso de alimento ya cocinado, se pesarán en crudo, sin piel, huesos, espinas, cáscaras, etc.

3.1.2. Ejercicio

El ejercicio físico previene la aparición de DM en pacientes de alto riesgo y constituye uno de los pilares fundamentales del tratamiento de esta enfermedad, por lo que es recomendado por todas las guías desde el momento del diagnóstico. El ejercicio no sólo mejora el control glucémico y la resistencia a la insulina, sino que también influye positivamente sobre otros factores de riesgo habituales del diabético como la hipertensión, dislipemia o sobrepeso. Estos beneficios no se relacionan con la pérdida de peso y el descenso de hemoglobina glicosilada que puede obtenerse es equiparable al de un fármaco antidiabético en monoterapia, por lo que la realización de ejercicio puede ser una alternativa al tratamiento farmacológico en pacientes con cifras de hemoglobina glicosilada no muy elevadas que deseen retrasar el inicio de la toma de fármacos. Además, el ejercicio ejerce efectos favorables antioxidantes y antiinflamatorios en estos pacientes. Por todo ello, la práctica regular de ejercicio moderado-alto reduce de forma significativa la morbimortalidad en diabéticos tipo 1 y 2 de ambos sexos. A esto se añade que el ejercicio disminuye el desarrollo de neuropatía periférica.

La *Asociación Americana de Diabetes* recomienda mínimo 150 minutos semanales de actividad física aeróbica (al 50-70% de la frecuencia cardiaca máxima) repartidos a lo largo de al menos 3 días a la semana, sin dejar más de dos días seguidos sin actividad. También señalan que, si no existen contraindicaciones, debe insistirse a los diabéticos tipo 2 en que realicen entrenamiento de resistencia al menos dos veces a la semana. No obstante, un metaanálisis reciente ha mostrado que el ejercicio aeróbico, sólo o combinado con entrenamiento de resistencia mejora el control glucémico y otros factores de riesgo, pero deja sin aclarar el efecto del ejercicio únicamente de resistencia sobre los marcadores de riesgo vascular en diabéticos tipo 2. Aquellos pacientes que vayan a iniciar un programa de ejercicios de mayor intensidad que el caminar deberían ser evaluados previamente para detectar situaciones que contraindiquen o limiten la acti-

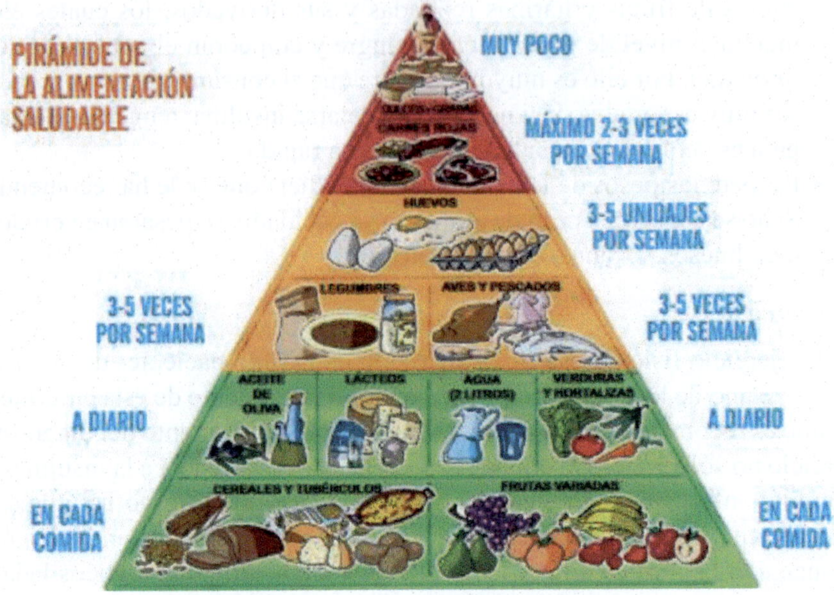

Figura 3.5. *Pirámide de alimentación saludable.*

vidad física, como hipertensión no controlada, neuropatía severa autonómica o periférica, antecedentes de lesiones en los pies o retinopatía proliferativa inestable. No se recomienda el screening rutinario para descartar la presencia de enfermedad coronaria. La prescripción de ejercicio debería basarse en el juicio clínico y hacerse de forma individualizada para cada paciente según sus objetivos y limitaciones, teniendo en cuenta su edad y actividad física previa. En sujetos con alto riesgo de enfermedad coronaria debería recomendarse una actividad inicial de baja intensidad y corta duración con un incremento progresivo de la misma. Los diabéticos tratados con insulina pueden presentar hipoglucemia durante el ejercicio si no modifican la dosis de los fármacos o la ingesta de carbohidratos. Si la glucemia previa al ejercicio es menor de 100 mg/dL, se recomienda tomar carbohidratos para prevenir la hipoglucemia. Estas medidas preventivas no son necesarias generalmente en diabéticos tratados con otros fármacos ya que la aparición de hipoglucemias es rara.

3.1.3. Hábitos saludables

La presencia de obesidad, consumo de tabaco y alcohol y la falta de ejercicio físico son factores que empeoran el pronóstico de la DM2 y promueven la aparición de complicaciones micro y macrovasculares. Por lo tanto, uno de los pilares en el tratamiento del paciente con DM2 es evitar estos factores de riesgo o al menos, disminuir al máximo su presencia.

Empezando por la *obesidad*, está demostrado que programas estructurados intensivos de cambios de estilo de vida, en los cuales exista educación de pacientes, consejos individualizados, reducción de energía y grasa, ejercicio físico regular, y contacto continuo con el paciente, son capaces de producir pérdidas mantenidas a largo plazo del 5-7% del peso inicial, lo cual se relaciona con importantes beneficios para la salud. En estos programas de intervención se recomienda una restricción calórica diaria de 500-1000 kcal, lo cual permite una pérdida semanal aproximada de 0.5-1 kg.

De forma simultánea a la dieta es fundamental un *programa de ejercicio físico mantenido en el tiempo*. Se recomienda que los adultos con DM realicen al menos 150 minutos semanales de actividad aeróbica de una intensidad moderada (50-70% de la frecuencia cardiaca máxima), realizada durante al menos 3 días/semana sin pasar más de dos días consecutivos sin ejercicio. En ausencia de contraindicaciones, los adultos con DM2 deberían ser motivados para realizar entrenamiento de resistencia al menos dos veces por semana. El ejercicio es un elemento esencial para controlar adecuadamente la DM, ya que realizado de forma regular ha demostrado que mejora el control glucémico, reduce los factores de riesgo cardiovascular, contribuye a la pérdida de peso, y mejora el bienestar.

Por otra parte, la recomendación en población general de *evitar el consumo tabáquico* es totalmente aplicable también a personas diabéticas. Existe evidencia que demuestra un nexo causal entre consumo de tabaco y aparición de importantes riesgos para la salud. Aunque la mayoría de los trabajos relacionados con el consumo de tabaco y su impacto en la salud no diferencian entre sujetos diabéticos o no diabéticos, los riesgos en población diabética son al menos equivalentes a los encontrados en población general. De hecho, ciertos estudios demuestran que los diabéticos que fuman tienen un mayor riesgo de enfermedad cardiovascular, muerte prematura y mayor número de complicaciones microvasculares. La evaluación del consumo tabáquico y la realización de consejo para deshabituación es fundamental para motivar su cesación. Por último, no se recomienda la ingesta de alcohol en el paciente diabético, pero en el caso de que se produzca la misma, la máxima dosis admisible en la mujer sería de una copa diaria y de dos copas diarias en el caso del hombre. Es importante realizar consejo médico sobre los perjuicios del exceso de alcohol y las complicaciones que puede acarrear.

3.1.4. Conocer señales de alarma

En los siguientes apartados se tratará más detenidamente, pero a modo resumen se detallan de forma breve las *señales de alarma* que se debe conocer ante la diabetes, como son:

- Hipoglucemia que puede ir desde leve a coma hipoglucémico.
- Sed extrema.
- Boca seca.
- Micción frecuente.
- Hambre.
- Fatiga.
- Conducta irritable.
- Visión borrosa.
- Heridas que no cicatrizan rápidamente.
- Piel que pica o está seca.
- Candidiasis.
- Pérdida de peso repentina e involuntaria.
- Mojar la cama después de un historial de estar seco por la noche.
- Una infección por hongos en una niña prepúber.
- Síntomas similares a los de la gripe, que incluyen náuseas, vómitos, aliento con olor a fruta, dificultad para respirar y pérdida del conocimiento, los síntomas similares a los de la gripe se producen cuando la DM no diagnosticada provoca la acumulación de cetonas en el torrente sanguíneo. Esta condición se llama *cetoacidosis diabética* (CAD), la cual es una emergencia médica y necesita tratamiento médico inmediato.
- Complicaciones asociadas con niveles altos prolongados de azúcar en la sangre, como entumecimiento u hormigueo en los pies.
- Problemas cardíacos.

3.1.5. Sesiones enfermeras para aprendizaje en la administración de la insulina

El desarrollo de esta unidad educativa *se divide en tres* sesiones durante tres días consecutivos.

1ª Sesión

- Explicar al diabético los beneficios que le reportará el tratamiento con insulina.
- Preguntarle conocimientos previos sobre insulina, opinión miedos o preocupaciones, etc. Dialogar sobre ellos si existen, dejar que los expresen, y tratar de tranquilizarlos en aquellos argumentos que sean erróneos, razonando, explicando, escuchando.
- Enseñar al diabético el material de inyección (jeringas normales, plumas, jeringas precargadas desechables) que vaya a utilizar.
- Explicarle paso a paso cómo funciona, demostrárselo.
- Hacer que el propio paciente manipule su jeringa o pluma preparándola para la inyección. Hacer que lo repita varias veces.
- Explicar el tipo de insulina que se le va a poner.
- Explicar la duración de tiempo que tiene que pasar desde que se pone la insulina hasta comer. Explicar el horario de comidas y la necesidad de cumplirlo. Insistirle en la importancia de cumplir el horario de inyección y de ingestión de comidas incluso los días festivos.
- Hacerle que ponga la inyección aunque sea de forma simulada sobre una superficie blanda.
- El educador le pondrá la 1ª inyección.
- Recordar los síntomas de una hipoglucemia y modo de actuar.

2ª Sesión

- El paciente recordará lo aprendido en la sesión anterior.
- Explicarle los lugares de inyección y su rotación.También la velocidad de absorción de la insulina según la zona donde se inyecte.
- Explicarle cómo actúa la insulina, cuando comienza a actuar, cuánto dura su acción y cuándo puede haber riesgo de hipoglucemia (momento de máxima potencia).
- Explicar las normas de conservación de insulina.
- Comentar al diabético que no debe omitir nunca su dosis de insulina si está enfermo o no tiene ganas de comer. Señalarle que consulte con su médico si esto ocurre (más adelante se educará sobre qué hacer en caso de enfermedad).
- Explicar y demostrar paso a paso de nuevo la técnica de la inyección. Pedirle al diabético que lo realice primero de forma simulada y posteriormente que se pinche él mismo.

3ª Sesión

- El paciente recordará lo aprendido el día anterior.
- Insistir y recordar los lugares de inyección y su rotación; sobre las normas de conservación de la insulina y sobre cómo actúa la insulina.
- El paciente se inyectará de nuevo delante del educador.
- Se recordarán los síntomas de la hipoglucemia y cómo tratarla.
- Invitar al paciente a la autoinyección en casa y a una nueva cita para aprender la técnica de autoanálisis.
- Ofrecer contacto con su médico/a y enfermero/a en caso de surgir algún problema.
- En general se debe preparar al diabético ante la posibilidad de tener que ponerse insulina antes de que esto ocurra.
- Si la necesidad de tratamiento con insulina ocurre sin que el paciente esté preparado hay que tener en cuenta que puede haber una reacción de rechazo. Rechazo por miedo a la inyección; por existir falsas creencias frente a la insulina como que deja ciego, que es una droga, que el necesitar insulina es igual a mayor gravedad de la diabetes, etc. Una vez más es fundamental que escuchemos al diabético y que exprese los sentimientos que tiene.
- No forzar nunca al tratamiento de la insulina, no daría resultado. Tener paciencia y como siempre insistir, y poco a poco irán cayendo los miedos y falsas creencias.
- En estas sesiones se realiza el aprendizaje de una habilidad, el autoinyectarse la insulina. Utilizaremos primero el método de la demostración (mostramos de una manera real como autoinyectarse) y posteriormente el método del entrenamiento, de tal manera que el paciente practicará la autoinyección y progresivamente irá perfeccionando su técnica. Nosotros le ayudaremos en este proceso, corrigiendo, reforzando, animando.

Por último, señalar que tras estas tres sesiones por supuesto que el diabético tendrá que aprender más cosas respecto a la insulina (por ejemplo la modificación de las dosis de insulina, la actuación ante situaciones especiales como enfermedad). Progresivamente y según las características del diabético se tratarán estos temas. Nosotros señalamos en estas tres sesiones lo fundamental a aprender al inicio del tratamiento con insulina.

3.2. Monitorización ambulatoria de la glucemia capilar y monitorización continua de glucosa

La piedra angular es la medición de los valores de glucemia, a razón de los mismos datos será necesario aplicar determinados tratamientos.

El entrenamiento de la medición de la glucemia nos permitirá crear un perfil glucémico, será un instrumento de gran utilidad para detectar tendencias glucémicas a partir de datos de un paciente determinado, registrados mediante análisis de glucemia capilar o bien, de forma más habitual, mediante monitorización continua de glucosa. Este instrumento analiza las variaciones de las glucemias obtenidas a lo largo de un número determinado de días, y las expresa en función de la hora del día con ayuda de la mediana y los percentiles 10, 25, 75 y 90. Es de gran utilidad para identificar tendencias glucémicas en diferentes momentos del día, para cuantificar variabilidad glucémica y para estratificar el riesgo de hipoglucemias en función de las horas. Debe complementarse con el análisis del registro individual de glucemias, ingestas y ejercicio para de esta manera detectar posibles causas de variabilidad y corregirlas (*Izquierdo, 2014*).

En el apartado de *¿Hacia dónde vamos?* lo desarrollaremos en profundidad, y aquí determinaremos la ventaja que implica la monitorización continua.

Hoy en día todos los sistemas de monitorización continua de glucosa necesitan ser pinchados bajo la piel. Los distintos modelos disponibles en el mercado necesitan una inserción bajo la piel a través de una aguja guía introduce el filamento o sensor, midiendo el líquido intersticial. Se evitan, por tanto, los múltiples pinchazos que en el método tradicional se daban.

Ofrecen una gran ventaja al aportar una lectura continua de los valores de glucosa e informan de tendencias hacia arriba o hacia abajo de la glucosa para poder tomar decisiones con respecto a la glucemia.

Otra ventaja importante la constituyen las alarmas que permiten avisar a la persona cuando el nivel de glucosa se aproxima a un determinado límite configurado por ésta. Esta función puede por ejemplo despertar a una persona durante la noche en el caso de que la glucemia captada por el sensor llegue al límite previamente configurado y ayudar de esta manera a la prevención de la hipoglucemia nocturna, especialmente la grave.

3.3. Antidiabéticos orales

La *estrategia* de tratamiento farmacológico que podría proponerse sería la siguiente:

- Iniciar el tratamiento con un fármaco oral, ajustando progresivamente la dosis hasta conseguir los niveles de glucemia deseados. Puede comenzarse con sulfonilureas y metformina, siendo este último el fármaco de elección en casos de sobrepeso.
- Cuando no se consigue un control adecuado, puede añadirse un segundo fármaco de diferente mecanismo de acción, con ajuste progresivo de dosis, hasta conseguir los niveles de glucemia deseados: Sulfonilurea más metformina, sulfonilurea más inhibidor de la alfaglicosidasa, sulfonilurea más glitazona, metformina más acarbosa y metformina más glitazona.
- Cuando no se consigue un control adecuado con terapia oral combinada, puede pasarse a la administración de un fármaco oral combinada con insulina nocturna.
- Cuando no se consigue el control de los niveles de glucemia, es necesario un tratamiento insulínico completo (*Ayala et al., 2002*).

Un paciente tratado con hipoglucemiantes orales deberá acudir a un centro sanitario en caso de presentar algunas de las siguientes *situaciones*: Deshidratación, quemaduras graves, vómitos o diarreas severas, fiebre alta, infecciones graves, alteraciones cardíacas, renales o hepáticas o si va a ser sometido a una intervención quirúrgica ya que puede verse alterado sus efectos.

3.3.1. Sulfonilureas y glinidas: Aspectos básicos y utilización clínica

Su acción se produce por la unión a un receptor específico, provocando el bloqueo de los canales de potasio ATP-dependientes, que activa un sistema celular que causa desplazamiento de los gránulos secretores a la superficie celular, con expulsión de insulina al exterior por exocitosis. Además, provocan una potenciación de la acción de la insulina por aumento de sus receptores en los tejidos. A la larga, la tolerancia a la glucosa mejora, pero los niveles plasmáticos de insulina, tanto basal como después de glucosa, no permanecen altos, sino que pueden ir descendiendo; de ahí que se piense que la acción de los hipoglucemiantes orales se deba no sólo a la acción secretora de la insulina en el páncreas, sino también a una mejora o potenciación de la acción de la hormona en los tejidos.

3.3.2. Biguanidas: Aspectos básicos y utilización clínica

Fármacos que disminuyen la secreción de glucosa. Estos fármacos disminuyen la glucogenólisis (liberación hepática) y neoglucogénesis (formación de glucosa a partir de otros sustratos como aminoácidos y glicerol). Éstos son los

Cuadro 3.1. *Sulfonilureas. Elaboración propia.*

SULFONILUREAS

Compuesto	Nombre comercial	Presentación mg/comp (envase)
Clorpropamida'	Diabinese	250 (30 comp)
Tolbutamida[2, 3]	Rastinon	500 (20 Tab) 500 (40 Tab)
Glibenclamida'	Daonil Euglucon5	5 (30 y 100 comp) 5 (30 y 100 comp) 5 (100 comp) 5 (30 y 100 comp)
Gliclacida[2]	Diamicron Gliclazida Teva	30 (60 y 100 comp) 30 (60comp))
Glipizida[2, 3]	Minodiab Glibenese	5 (30 y 100comp) 5 (30 y 100comp)
Gliquidona[4]	Glurenor	30 (60comp)
Glisentida o glipentida	Staticum	5 (30 y 100comp)
Glimepirida	Amaryl	2 (30 y 120comp) 4 (30 y 120comp)
	Roname	1 (30 y 120comp) 2 (30 y 120comp) 4 (30 y 120comp) 6 (30 y 120comp)
	Genéricos	1 a 6 (30 y 120comp)

del grupo de las biguanidas y aumentan la sensibilidad a la insulina en el tejido periférico, principalmente en músculo. Además, como representante del grupo se encuentra la *metformina* que tiene efectos favorables sobre los lípidos, con reducción de los triglicéridos, LDL y colesterol total.

La metformina es el fármaco de primera elección en el paciente con DM2 (siempre que el paciente la tolere y no esté contraindicada) debido a las amplias evidencias que hay sobre su eficacia terapéutica, disminución del peso, bajo riesgo de hipoglucemias, experiencia de uso y coste reducido.

La metformina es un agente antihiperglucemiante de la familia de las biguanidas, derivado de la guanidina. Su mecanismo de acción no se conoce con exactitud, aunque se ha observado que sus efectos en la disminución de la glucosa sanguínea se producen por múltiples *vías*: Reduce el aporte de glucosa a la sangre, mejora la utilización periférica de la glucosa, reduce la hiperinsulinemia

Cuadro 3.2. *Biguanidas. Elaboración propia.*

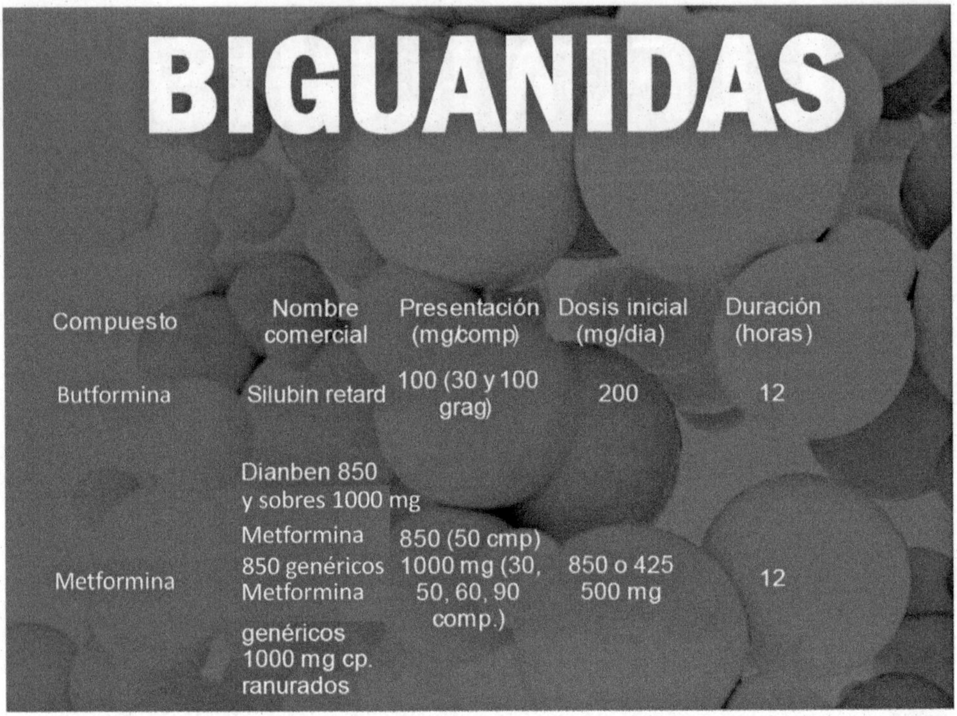

BIGUANIDAS

Compuesto	Nombre comercial	Presentación (mg/comp)	Dosis inicial (mg/dia)	Duración (horas)
Butformina	Silubin retard	100 (30 y 100 grag)	200	12
Metformina	Dianben 850 y sobres 1000 mg Metformina 850 genéricos Metformina genéricos 1000 mg cp. ranurados	850 (50 cmp) 1000 mg (30, 50, 60, 90 comp.)	850 o 425 500 mg	12

en ayunas, la ganancia de peso mejora el perfil lipídico y reduce la actividad trombótica, además de mejorar la mineralización ósea.

3.3.3. Glitazonas: Aspectos básicos y utilización clínica

Mecanismo de acción

Son fármacos agonistas PPAR-gamma (*peroxisome proliferator-activated receptor gamma*). Actúan a través de la activación del receptor PPAR-gamma reduciendo con ello la resistencia a la insulina, fundamentalmente a nivel de tejidos periféricos (tejido graso y muscular), aunque también tienen un cierto efecto a nivel del tejido hepático (inhibición gluconeogénesis hepática). Este aumento de la sensibilidad a la insulina se realiza sin aumentar su secreción, de ahí que no produzcan hipoglucemias. Se metabolizan en el hígado y se eliminan por las heces.

Está indicado de forma asilada para diabéticos con sobrepeso u obesidad, en los que la metformina está contraindicada o no tolerada. También unido a

Cuadro 3.3. *Glitazona. Elaboración propia.*

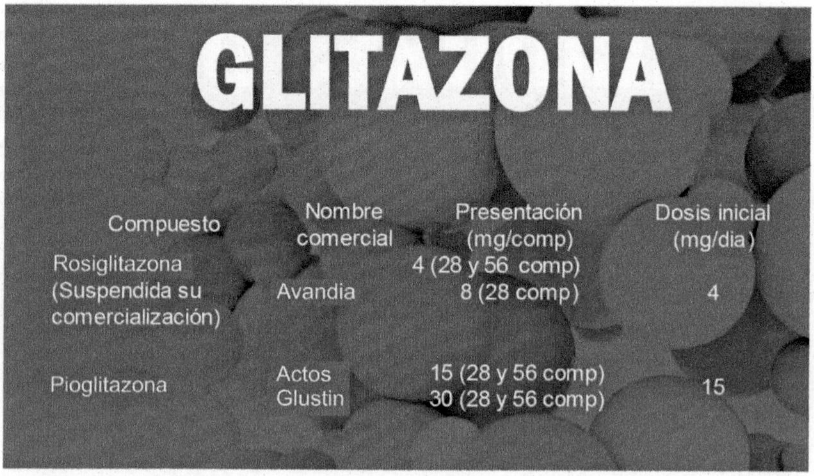

GLITAZONA

Compuesto	Nombre comercial	Presentación (mg/comp)	Dosis inicial (mg/dia)
Rosiglitazona (Suspendida su comercialización)	Avandia	4 (28 y 56 comp) 8 (28 comp)	4
Pioglitazona	Actos Glustin	15 (28 y 56 comp) 30 (28 y 56 comp)	15

la metformina en pacientes obesos. En combinación con sulfonilureas solo en pacientes con intolerancia o contraindicación a la metformina. Pioglitazona además está autorizada para su utilización con insulina.

Efectos secundarios

Incremento de peso que suele ser mayor que con sulfonilureas. Se ha descrito retención de líquidos, con asociación de edemas, anemia por hemodilución y cardiomegalia sin hipertrofia ventricular izquierda, sobre todo si se asocia a insulina.

Pueden interaccionar con los anticonceptivos orales, disminuyendo su actividad contraceptiva.

Contraindicaciones

En pacientes con DM1, en el embarazo y lactancia, ante hipersensibilidad al producto o sus componentes, en presencia de problemas hepáticos o insuficiencia cardiaca grados III - IV.

3.3.4. Inhibidores de las alfa-glucosidasas: Aspectos básicos y utilización clínica

Actúan inhibiendo las alfa-glucosidasas intestinales (maltasas, sacarasas, dextrinasas, glucoamilasas) presentes en las vellosidades intestinales, que son las

Cuadro 3.4. *Inhibidores de las alfa-glucosidasas. Elaboración propia.*

INHIBIDORES DE LAS ALFA-GLUCOSIDASAS

Compuesto	Nombre comercial	Presentación mg/comp (nº comp	Dosis inicial
Acarbosa	Glucobay Glumida Genericos	50 (30 y 100comp) 100 (30 y 100comp) 50 (30 y 100comp) 100 (30 y 100comp)	150
Miglitol	Diastabol Plumarol	100 (100 comp) 50 (30 y 90comp) 100 (30 y 90comp) 50 (30 y 90comp) 100 (30 y 90comp)	150

enzimas que actúan en el desdoblamiento de la sacarosa, maltosa y otros oligosacáridos en monosacáridos (glucosa, fructosa, galactosa). El resultado es una demora en la digestión de los hidratos de carbono con reducción de los picos glucémicos postprandiales. También actúan disminuyendo la secreción de polipéptidos intestinales.

Su utilidad clínica es la corrección de hiperglucemias postprandiales. Se puede utilizar sola o en combinación con insulina o sulfonilureas.

No producen hipoglucemia per se, pero cuando se da asociada a insulina o sulfonilureas hay que tener en cuenta que si se produce una hipoglucemia esta no puede tratarse con disacáridos (lactosa de la leche, o sacarosa del azúcar) sino que debe utilizarse glucosa pura.

Actúan inhibiendo las alfa-glucosidasas intestinales (maltasas, sacarasas, dextrinasas, glucoamilasas) presentes en las vellosidades intestinales, que son las enzimas que actúan en el desdoblamiento de la sacarosa, maltosa y otros oligosacáridos en monosacáridos (glucosa, fructosa, galactosa). El resultado es una demora en la digestión de los hidratos de carbono con reducción de los picos glucémicos postprandiales. También actúan disminuyendo la secreción de polipéptidos intestinales.

Su uso en la DM 2 no controlada con dieta para corregir hiperglucemias moderadas, fundamentalmente postprandiales cuando las preprandiales se mantienen en niveles aceptables. También puede asociarse en terapia combinada a sulfonilureas o insulina. Su efecto es menor en los pacientes que toman pocos hidratos de carbono en la dieta.

Como *efectos secundarios* se encuentran alteraciones gastrointestinales, tales como flatulencia - meteorismo, diarreas, dolor abdominal y náuseas y vómitos. Los problemas gastrointestinales son el principal efecto secundario y ocurren en el 30% de los pacientes tratados.

3.3.5. Fármacos con acción incretínica: DPPIV. Aspectos básicos y utilización clínica

Mecanismo de acción hasta cierto punto parecido al de la metformina. Son fármacos antihiperglucemiantes que al actuar de manera glucosa dependiente no producen hipoglucemias.

Consiguen su efecto antihiperglucemiante a través de acciones extrapancreáticas, inhibiendo la enzima dipeptidil peptidasa 4 (DPP-4) encargada de degradar de forma muy rápida las incretinas endógenas secretadas en las células

Cuadro 3.5. *Inhibidores DPP-IV. Elaboración propia.*

INHIBIDORES DPP-IV

Compuesto	Nombre comercial	Presentación (mg/comp)	Dosis inicial (mg/dia)
Sitagliptina	Januvia Tesavel Xelevia	100 mg (28 y 56 comp)	100
Vildagliptina	Galvus Xiliarx	50 mg (28 56 comp.)	50
Saxagliptina	Onglyza	5 mg (30 comp.)	5
Linagliptina	Trajenta	5 mg (28 comp.)	5

L del intestino, aumentando el nivel de estas que son las que ejercen la acción antihiperglucemiantes. Las incretinas endógenas son fundamentalmente dos, el GIP (*glucose dependent insulinotropic peptide*) y GLP-1 (*glucose like peptide 1*). Aumentan la secreción de insulina por las celulas ß, y todo esto de forma glucosa dependiente.

No tienen efectos sobre los lípidos y no producen aumento de peso (incluso pueden producir pérdida de peso), ni hipoglucemia, con aumento de los niveles de péptido C.

Mecanismo de acción

Tienen efecto antihiperglucemiante a través de acciones extra-pancreáticas. Su principal mecanismo de acción es inhibiendo la enzima intestinal dipeptidil peptidasa 4, encargada de degradar de forma las incretinas secretadas por las células L intestinales, que son las que ejercen el efecto hipoglucemiante mediante un efecto conocido como *efecto incretina*, que consiste en la observación de que la administración de glucosa por vía endovenosa produce un pico de secreción de insulina menor que la misma cantidad por vía oral, debido fundamentalmente a la secreción de unas sustancias intestinales conocidas como *incretinas* de las cuales existen dos tipos GIP y GLP-1. El GLP-1 es el activo sobre la glucemia y aún se desconoce el papel exacto que juega el GIP.

Eficacia

Reducen la glucemia basal sobre 30-60 mg/dl y la HbA 1c entre un 0,5 – 0.8%. El efecto es mayor si partimos de HbA 1c más altas y más moderado si partimos de mejores controles.

Al ser fármacos que ejercen su efecto de forma glucosa dependiente, no producen hipoglucemias, y en general son fármacos bien tolerados.

La principal desventaja es la falta de seguridad a largo plazo dada su reciente comercialización y el coste.

En monoterapia:

- En pacientes controlados inadecuadamente con dieta y ejercicio por sí solos y para los que el uso de metformina no es adecuado debido a contraindicaciones o intolerancia.
- Como terapia oral doble en combinación con metformina en los casos en los que la dieta y el ejercicio, junto con el tratamiento de metformina sola, no proporcionen un control glucémico adecuado.

- Una sulfonilurea en los casos en los que la dieta y el ejercicio, junto con la dosis máxima tolerada de una sulfonilurea sola, no proporcionen un control glucémico adecuado y cuando la metformina no sea adecuada debido a contraindicaciones o intolerancia.
- Un agonista PPARγ (por ejemplo tiazolidindiona) cuando el uso de agonista PPARγ es adecuado y en aquellos casos en los que la dieta y el ejercicio, junto al tratamiento de un agonista PPARγ solo, no proporcionen un control glucémico adecuado.

Como terapia oral triple en combinación con:

- Una sulfonilurea y metformina en los casos en los que la dieta y el ejercicio, junto con el tratamiento dual con estos agentes, no proporcionen un control glucémico adecuado.
- Un agonista PPARγ y metformina cuando el uso de agonista PPARγ es adecuado y en los casos en los que la dieta y el ejercicio, junto con el tratamiento dual con estos agentes, no proporcionen un control glucémico adecuado.

Todas están además indicadas como terapia adicional a insulina (con o sin metformina) en los casos en los que la dieta y el ejercicio más una dosis estable de insulina, no proporcionen un control glucémico adecuado.

3.3.6. Fármacos con acción incretínica. Agonistas del receptor de GLP1. Aspectos básicos y utilización clínica

De las incretinas conocidas existen dos, el GIP (*glucose-dependent insulinotropic polypeptide*) y el GLP-1 (*glucagon like peptide-1*). De los dos el GLP-1 es activo sobre la glucemia, y permanece en discordia el papel exacto que juega el GIP. La vida media de estas incretinas es de minutos, dado que una vez secretadas son rápidamente degradas por la enzima DPP-4.

Sabemos que este efecto incretina está disminuido en los pacientes diabéticos. Se han aprobado dos grupos de fármacos que actúan sobre este mecanismo, los inhibidores DPP-4 que actúan bloqueando el enzima y prolongando la vida media de las incretinas endógenas y los incretinmiméticos, análogos que resisten mejor la degradación. De este ultimo grupo, todos tienen que ser administrados por vía subcutánea.

El primer fármaco incretinmimético que se desarrolló fue el exenatide, péptido descubierto en la saliva del monstruo de Gila, que es capaz de resistir la degradación por el enzima DPP-4.

Cuadro 3.6. *Fármacos con acción incretínica. Elaboración propia.*

FÁRMACOS CON ACCIÓN INCRETÍNICA

Compuesto	Nombre comercial	Presentación (mg/comp)	Dosis inicial (mg/dia)
Xenatida	Byetta	5 mgr 10 mgr	5 mgr/12 h
Liraglutida	Vyctoza	1.6 1.8	0.6
Lixisenatida	Lyxumia	20 mcgr	10 mcgr
Exenatide LAR	Bydureon	2 mgr	2 mgr semana

Mecanismo de acción

Una vez en el organismo ejercen las acciones del GLP-1, sobre el páncreas estimulan la secreción de insulina por las células β pancreáticas y disminuyen la resistencia periférica a la insulina, con la particularidad de hacerlo de forma glucosa dependiente, por lo que las hipoglucemias van a ser escasas. Además inhiben la secreción de glucagón por acción sobre las células α pancreáticas, inhibiendo la producción hepática de glucosa.

A nivel de otros órganos, enlentecen el vaciado gástrico lo que produce sensación de plenitud y a nivel central son capaces de atravesar la barrera hematoencefálica y actuando sobre el hipotálamo disminuyen el apetito. También parece que podrían aumentar la contractilidad miocárdica.

Eficacia

La eficacia de los incretinmiméticos debe ser dividida en eficacia sobre la glucemia, sobre el peso y sobre otros.

Sobre la glucemia son capaces de reducir la hemoglobina glucosilada alrededor de un punto porcentual, poco menos que las sulfonilureas y algo más potentes que rosiglitazona o los inhibidores DPP-4. En estudio comparativos con insulina tanto aspart como glargina, demuestra una eficacia similar.

El efecto *sobre el peso*, es una de sus grandes ventajas, dado que tienen un efecto positivo produciendo pérdidas de peso de unos 4 Kg y haciéndolo sobre todo a expensas de grasa central.

También *disminuyen la tensión arterial sistólica* de forma estadísticamente significativa en unos 5 mm de Hg, sin modificar la diastólica.

Indicaciones

Dado que se trata de fármacos inyectables y que algunos incluso han de inyectarse dos veces al día, el lugar en terapéutica queda relegado a pacientes que no están bien controlados con metfomina o sulfonilureas y con IMC mayor de 30 Kg/m^2. La guia Nice los considera en un tercer escalón añadidos a sulfonilureas y metformina y en aquellos pacientes que tengan IMC de 35 con problemas serios asociados a la obesidad o en los que tienen IMC menor de 35 pero en los que la insulina por sus hipoglucemias o la ganancia de peso suponga un riesgo por las comorbilidades. Liraglutida tiene indicación de triple terapia con metformina y una sulfonilurea, o bien metformina y una tiazolidindiona, en pacientes con un control glucémico insuficiente a pesar de la terapia doble. Exenatide solo como terapia combinada con sulfonilureas o metformina. La última actualización de la EMEA autoriza la utilización de exenatide en triple terapia y junto a insulina basal en personas que no estén bien controladas con insulina, metformina y/o pioglitazona.

Efectos secundarios

Los principales efectos secundarios asociados a exenatide son las náuseas (40-50%), vómitos (12-16%) y diarrea (9-14%), por lo que se debe comenzar utilizando la mitad de la dosis. Las náuseas son de carácter leve-moderado, dosis dependiente y limitadas en el tiempo (tienden a desaparecer a las 8 semanas). También están descritos como frecuentes la hiperhidrosis, nerviosismo, astenia y dispepsia.

Todas pueden producir pancreatitis, habiéndose comunicado algunos casos de pancreatitis grave, por lo que se debe advertir al paciente antes de tratarlo y suspenderlo en caso de que se presente.

La hipoglucemia se presenta más frecuente en los pacientes con grandes pérdidas de peso y con Hb A1c menores del 8%.

Utilización

Precisan autorización para su prescripción. El tratamiento debe ser iniciado con una dosis baja para subir a la semana a la dosis terapéutica.

Puede ser administrado en cualquier momento dentro de un período de 60 minutos antes del desayuno y cena (o de las dos comidas principales del día, separadas por aproximadamente 6 horas o más) y no debe ser administrado después de la comida. Si se olvida una inyección, el tratamiento debe continuar con la siguiente dosis pautada.

Cada dosis debe ser administrada mediante inyección subcutánea en el muslo, abdomen o en la parte superior del brazo.

Cuando se añaden al tratamiento con una sulfonilurea, se debe considerar una reducción de la dosis de sulfonilurea para reducir el riesgo de hipoglucemia. La dosis no necesita ser ajustada diariamente en base al autocontrol de los niveles de glucosa. Sin embargo, el autocontrol de los niveles de glucosa puede ser necesario para ajustar la dosis de sulfonilureas.

Existe una experiencia limitada respecto a la combinación con tiazolidinedionas, por lo que se debe utilizar con precaución, aunque en recientes publicaciones se ha comunicado un efecto beneficioso sobre el aumento de peso de las glitazonas con mejoría del control glucémico.

Contraindicaciones

Hipersensibilidad al principio activo o a alguno de los excipientes. No deben ser utilizados en pacientes con DM tipo 1 o para el tratamiento de la cetoacidosis diabética.

No está recomendado para el uso en pacientes con insuficiencia renal terminal o insuficiencia renal grave (aclaramiento de creatinina < 30 ml/min).

Su uso está comúnmente asociado con reacciones adversas gastrointestinales, incluyendo náuseas, vómitos y diarrea. Por lo tanto, no está recomendado el uso de BYETTA en pacientes con enfermedad gastrointestinal grave.

Cuando se utilizan en combinación con una sulfonilurea, aumentan la incidencia de hipoglucemia respecto a la de placebo en combinación con una sulfonilurea. Para reducir el riesgo de hipoglucemia asociada al uso de una sulfonilurea, se debe considerar la reducción de la dosis de sulfonilurea.

Interacciones

Producen un enlentecimiento del vaciado gástrico que puede reducir la velocidad de absorción de los medicamentos administrados por vía oral. Los incretinmiméticos deben ser utilizado con precaución en pacientes que estén en tratamiento con medicamentos por vía oral, que requieran absorción gastrointestinal rápida y medicamentos de estrecho margen terapéutico.

3.3.7. Inhibidores de SGLT2. Aspectos básicos y utilización clínica

Consiguen su efecto antihiperglucemiante a través del aumento de la pérdida renal de glucosa. Es mediante esta pérdida de glucosa por la orina la forma de disminuir los niveles plasmáticos de glucemia y la responsable de la pérdida de peso.

La magnitud del descenso de la glucemia alrededor 0.7% producen pérdida de peso aproximada de hasta 3 Kg sin hipoglucemia.

Aunque actualmente solo tenemos comercializada la dapagliflozina, se espera poder contar con otras moléculas del mismo grupo en poco tiempo. Actualmente tenemos además cangliflozina, empagliflozina, ipragliflozina, tofogliflozina, y otras más en fases más precoces del proceso de investigación.

Mecanismo de acción

Tienen efecto antihiperglucemiante a través de acciones extra-pancreáticas. Su principal mecanismo de acción es inhibiendo la enzima SGLT-2 localizada en el túbulo contorneado proximal del riñón, encargada de reabsorber la glucosa filtrada en el glomérulo. Es mediante esta pérdida de glucosa por la orina la forma de disminuir los niveles plasmáticos de glucemia y además por esta pérdida renal de azúcar se pierden calorías que son las responsables de la pérdida de peso que producen. También producen descensos de la presión arterial sistólica.

Eficacia

Reducen la glucemia basal sobre 30-60 mg/dl y la HbA 1c entre un 0,6-0.8%. El efecto es mayor si partimos de HbA 1c más altas y más moderado si partimos de mejores controles.

Al ser fármacos que ejercen su efecto de forma glucosa dependiente, no producen hipoglucemias, y en general son fármacos bien tolerados.

La principal desventaja es la falta de seguridad a largo plazo dada su relativamente reciente comercialización y el coste, similar al de los inhibidores DPP-4.

Indicaciones

- *En monoterapia:* En pacientes controlados inadecuadamente con dieta y ejercicio por sí solos y para los que el uso de metformina no es adecuado debido a contraindicaciones o intolerancia.
- *En combinación:* con metformina, iDPP4, sulfonilureas e insulina, cuando estos, junto con dieta y ejercicio, no logren un control glucémico adecuado.

Efectos secundarios

En general los efectos secundarios son leves y son bien tolerados. Los más frecuentes incluyen vulvovaginitis y balanitis e infecciones genitales, en general leves.

Contraindicaciones

- *Absolutas:* Insuficiencia renal moderada con filtrados glomerulares inferiores a 60 ml/m por pérdida de eficacia de la dapagliflozina que es la única molécula comercializada actualmente.
- *Relativas:* No existe suficiente experiencia en pacientes con insuficiencia hepática. Debemos tener precaución con las hipoglucemias al administrarlo junto fármacos que las produzcan. No se recomienda el uso de dapagliflozina en pacientes que estén recibiendo diuréticos del asa o presenten depleción del volumen, originado por ejemplo a enfermedades agudas. Debido al incremento de cánceres de vejiga observados con pioglitazona, no se recomienda su utilización conjunta (*Inhibidores SGLT-2,* n.d.)

3.4. Insulinoterapia. Estrategias de tratamiento con insulina en los pacientes con diabetes mellitus tipo 1

La insulina es una hormona liberada por el páncreas y producida en las células beta, formada por 51,5 aminoácidos, con una estructura molecular similar a un pentágono, en los islotes de Langerhans, como respuesta a la presencia de glucosa en la sangre. La insulina permite que la glucosa penetre en las células para ser utilizada como fuente de energía.

La insulina permite la entrada de glucosa en las células, fundamentalmente musculares y grasas, para que tengan energía y al tiempo favorece el almacenaje de glucosa en forma de glucógeno en el hígado y en el músculo, principalmente. Cuando se ha acumulado suficiente glucógeno, el resto de la glucosa, facilitado por la insulina, se transforma en grasa que queda almacenada en los adipocitos (células grasas).

La insulina actúa, aumenta la captación de glucosa de tejidos, sobre todo músculo-esquelético, inhibe la gluconeogénesis hepática, inhibe la glucogenólisis hepática, es antilipolítica e inhibe la secreción de glucagón por las células alfa pancreáticas.

Los *conceptos previos* a tener en cuenta son:

- *Inicio* — Con qué rapidez la insulina baja su nivel de azúcar en la sangre.
- *Pico máximo* — Cuándo la insulina está en su máxima potencia.
- *Duración* — Por cuánto tiempo la insulina actúa para bajar su nivel de azúcar en la sangre.

Estos conceptos nos llevan a *clasificar la insulina* como se describe en la siguiente tabla.

Cuadro 3.7. *Insulinas según inicio, pico y duración. Elaboración propia.*

Insulina	Inicio	Pico máximo	Duración
Ultrarrápida	Subcutánea 5 a 15 minutos	30 a 90 minutos	4-6 horas
Rápida, normal. Regular o cristalina	IV menor 1 minuto IM 5 minutos SC 20 a 60 minutos	1-3 minutos 30-60 minutos 1-3 horas	5 minutos
60-90 minutos 6-8 horas	NPH: 3-4 horas NPL: 15 minutos	4-8 horas 4-8 horas	12-20 horas 12-20 horas
Lenta, retardada o prolongada	Glargina 3-4 horas Detemir 2-4 horas	No	20-24 horas 12-20 horas
Bifásicas o mixtas	Combina rápida o ultrarrápida+ retardada	Combina rápida o ultrarrápida+ retardada	Combina rápida o ultrarrápida+ retardada

La insulina viene utilizándose en el tratamiento de la DM desde hace más de setenta años. Inicialmente, se utilizó insulina porcina y bovina por su gran parecido con la insulina humana, pero actualmente se utilizan insulinas humanas biosintéticas obtenidas por tecnología ADN-recombinante a partir de cultivos de bacterias (E. coli) y levaduras, y cuya estructura molecular es idéntica a la insulina humana.

En los últimos años han hecho su aparición los llamados *análogos de insulina,* que son insulinas con la estructura molecular modificada.

3.4.1. Insulinas humanas biosintéticas

- *Insulina soluble, regular o rápida.* Es la molécula de insulina humana no modificada: Su cadena de aminoácidos es igual que la de la insulina producida por el páncreas y no se le añade ningún retardante o producto que modifique su farmacocinética. Su aspecto es transparente. Se puede administrar por vía subcutánea, intravenosa, intramuscular o intraperitoneal.
- *Insulina isofánica.* Es la insulina NPH (*Neutral Protamine Hagedorn*) que se obtiene al añadir a la insulina soluble un retardante proteico, que es la protamina. De este modo, el inicio, el pico máximo y la duración de su acción se retardan en el tiempo. Se presenta en suspensión y su aspecto es turbio como el de todas las insulinas que llevan asociado un retardante. La acción máxima de la NPH parece tener un efecto dosis dependiente, es decir, que una dosis baja puede tener un pico máximo más precoz y desaparecer también más pronto que una dosis alta.

3.4.2. Análogos de insulina

Son moléculas de insulina en las que se ha cambiado alguno de los aminoácidos por otro o se ha añadido. Actualmente disponemos de las siguientes *moléculas:*

- *Tres análogos de acción ultrarrápida:* Insulina lispro, insulina aspart e insulina glulisina. Las principales *ventajas* que aportan los análogos rápidos de insulina respecto de la insulina rápida/regular derivan de su absorción más acelerada son: a) Su efecto hipoglucemiante es más precoz y por tanto coincide con el mayor pico glucémico provocado por la ingesta, de modo que controla más eficazmente la glucemia posprandial; b) Su duración de acción es menor, por lo que se reduce la incidencia de hipoglucemias posprandiales; c) Se administra inmediatamente antes de comer, aunque también se puede inyectar durante la comida o inmediatamente después de terminar la ingesta, de forma que es más cómodo para el paciente. El perfil de seguridad de estas insulinas es similar al de la insulina rápida/regular. Diversos ensayos clínicos han puesto de manifiesto

que no existen diferencias en cuanto a efectos adversos globales entre análogos de insulina e insulina regular. Estudios recientes han puesto de manifiesto que los análogos ultrarrápidos administrados inmediatamente antes de las comidas, producen un control glucémico postprandial mejor en DM1 y similar en DM2, en relación a la insulina rápida administrada 30 minutos antes de las comidas. Con respecto a la HbA1c, los análogos ultrarrápidos consiguen un control similar o algo mejor en DM1 y similar en DM2, cuando se comparan con la insulina regular.
Se administrarán preferentemente de 5 a 10 minutos antes de la ingesta. En ningún caso debe mezclarse en la misma jeringa con insulina glargina o detemir. Existe experiencia limitada del uso de análogos de insulina en embarazo y lactancia por lo que se recomienda precaución cuando se utiliza en estos casos.

- *Insulina NPL (neutral protamine lispro) e insulina aspart retardada:* No se han considerado como moléculas distintas ya que en realidad se trata de insulina lispro o aspart retardadas con protamina y que ofrecen las mismas características farmacocinéticas que la insulina NPH (su fabricación ha sido necesaria para realizar las mezclas de insulina en un mismo *bolígrafo,* ya que, por ejemplo, no se debe mezclar insulina lispro con insulina NPH). Las mezclas de análogos ultrarrápidos y análogos retardados (lispro + NPL o aspart + aspart retardada) parecen tener también menor riesgo de hipoglucemias que las clásicas mezclas de insulina NPH + insulina rápida, ya que apenas se solapan la acción de la insulina ultrarrápida con la insulina retardada, evitando así un exceso de insulina a las 3-4 horas tras la ingesta. Las cifras de HbA1c conseguidas son similares con las mezclas de análogos que con las mezclas de insulina regular.

Análogos de acción prolongada

- *Insulina glargina.* Es un análogo sintético de insulina que se obtiene cambiando el aminoácido de la posición 25 (que es ácido aspártico) por glicina y añadiendo dos argininas en el extremo c-terminal de la cadena beta. La insulina glargina es soluble a pH 4 (forma en que se presenta en el vial, pluma precargada o cartucho) pero precipita a pH neutro del tejido subcutáneo, formando microcristales a partir de los cuales se libera la insulina lentamente y sin picos. Una ventaja adicional es que presenta una menor variabilidad en su absorción, tanto intra como interindividual, con respecto a insulina NPH. Tiene un inicio de acción entre 1-2 horas, alcanza su máxima actividad a las 4-5 horas, manteniéndose constante hasta 20-24 horas. Con respecto a su eficacia y aparición de hipoglucemias, podemos decir que tanto en DM1 como DM2 y comparada con insulina NPH, la eficacia es similar tanto en el control de la glucemias como de la HbA1c (en algunos estudios hay mejor control de glucemia basal con glargina), aunque se observa un menor número de hipoglucemias, sobre todo nocturnas. A pesar de esta ventaja, en pacientes con insulina NPH con o sin insulina rápida, con buen control metabólico y sin hipoglucemias, no es preciso cambiar a insulina glargina, debido a su mayor coste; por el contrario pacientes con mal control con insulina NPH y sobre todo ante la presencia de hipoglucemias, se pueden beneficiar del paso a insulina glargina. Se administra vía subcutánea y no se debe utilizar la vía endovenosa (al igual que insulina NPH, NPL, lispro retardada o detemir). Se recomienda disminuir la dosis en caso de insuficiencia renal o hepática. No se debe mezclar, en la misma jeringa, insulina glargina con ningún otro tipo de insulina.

- *Insulina detemir*. Es un análogo soluble de insulina que se obtiene uniendo a la molécula de insulina el ácido mirístico. Cuando se administra insulina detemir, el complejo ácido mirístico-insulina, se une de forma reversible a la albúmina sérica y del tejido subcutáneo, con lo que su absorción se hace más lenta y se prolonga su duración de acción. La insulina detemir circula unida a la albúmina en más de un 98% y solo la parte no unida a la albúmina es capaz de unirse a los receptores de insulina. Tiene un inicio de acción a las 1-2 horas, un perfil más plano que NPH y una duración de acción de 16-20 horas. No hay que disminuir la dosis en caso de insuficiencia renal y hepática. Tiene una menor variabilidad intra e interindividual en su absorción, comparada con NPH. A igual que se ha comentado con insulina glargina, insulina detemir, cuando se compara con insulina NPH, consigue un control glucémico similar, con menos hipoglucemias, sobre todo nocturnas y una menor ganancia ponderal. No existe experiencia clínica de insulina detemir en embarazo y lactancia por lo que hay que tener especial precaución si es necesaria su utilización en estos casos.

3.4.3. Complicaciones en la terapia con insulina

- *Hipoglucemia*. La hipoglucemia es el efecto adverso más frecuente del tratamiento con insulina. Son más frecuentes cuanto mejor queramos que sea el control glucémico y se deben sobre todo a la variabilidad en la disponibilidad de la insulina y a la irregularidad en la ingesta y realización de ejercicio. En diferentes estudios se ha demostrado la menor incidencia de hipoglucemias con glargina o detemir comparado con NPH.

- *Empeoramiento de la retinopatía diabética.* Se ha descrito que una mejora rápida del control glucémico puede acompañarse de un empeoramiento en la evolución de la retinopatía diabética. Los pacientes de mayor riesgo son los que tienen retinopatía proliferativa, y niveles de HbA1c superiores al 10%. En estos pacientes se recomienda una reducción lenta de los niveles de HbA1c (2% por año), con revisiones oftalmológicas frecuentes (cada 6 meses).
- *Edema insulínico.* Se observa generalmente al inicio del tratamiento con insulina o tras la corrección rápida de una hiperglucemia importante. Es un trastorno leve que se manifiesta por edema localizado o generalizado y que se resuelve espontáneamente.
- *Cambios de refracción del cristalino (presbiopía insulínica).* Se deben a los cambios osmóticos que se producen en el cristalino por las variaciones rápidas de la glucemia y que producen alteraciones en la acomodación. Cuando hay descensos rápidos de la glucemia se producen cambios miópicos, que pueden llegar a ser de 1-2 dioptrías; al contrario, las elevaciones rápidas de la glucemia producen cambios hipermetrópicos. En ambos casos hay que tranquilizar al diabético ya que todo vuelve a la normalidad en 2-4 semanas de forma espontánea.
- *Reacciones locales.* La *lipohipertrofia* es el crecimiento localizado de tejido adiposo subcutáneo en respuesta al efecto lipogénico y como factor de crecimiento que las altas concentraciones de insulina producen localmente. Es un problema más frecuente en los pacientes con múltiples dosis de insulina inyectadas repetidamente en el mismo lugar, usualmente en el abdomen. El área afectada es menos dolorosa a la inyección, lo que favorece la repetición en la misma zona empeorando el proceso. La inyección en el área de lipohipertrofia puede causar peor control glucémico dado que la absorción de la insulina está alterada. Este tipo de lipodistrofia se evita con la rotación de los lugares de inyección y algunas lesiones se resuelven después de unos meses de abstenerse en la inyección en dicha zona.

  La *lipoatrofia* es la pérdida de la grasa del tejido subcutáneo en el lugar de inyección causando adelgazamiento y atrofia. Es una reacción inmune a la insulina que era bastante frecuente con insulinas poco purificadas, pero que en la actualidad con las insulinas disponibles es excepcional.

3.4.4. Insulinización y horarios

Se recuerda la importancia de los horarios de las comidas, añadido a que no se deben saltar las mismas. Se puede aconsejar una 6ª toma a las 24.00 h a las personas que tardan en acostarse.

A la hora de la pauta de insulina hay que considerar actividad profesional y actividad física.

Desde la aparición de los análogos de insulina ultrarrápidos (insulina lispro, aspart o glulisina) y análogos de perfil basal (insulina glargina e insulina detemir) no hay que llevar de forma tan estricta el horario de las comidas, pues con ellos se permite que la DM se adapte al paciente y no éste a la DM, de tal forma que al inyectarse análogo lento el cual remeda el perfil basal fisiológico de secreción de insulina endógena, sin picos significativos, permite que el paciente diabético decida en qué momento quiere realizar la ingesta del desayuno, almuerzo y cena, sin tener que tomar tentempiés a media mañana y a media tarde, debido a la falta de picos de acción de los análogos lentos. Esto mejora la calidad de vida del paciente diabético, a la vez que produce un menor incremento de peso con respecto al tratamiento insulínico clásico utilizando insulina NPH e insulina regular.

Los ajustes en el tratamiento se harán basándose en las glucemias capilares. El número de determinaciones variará dependiendo de la pauta de insulinización y salvo en los DM1 con pauta intensiva, los *típicos perfiles* de 6 puntos no son necesarios.

La dosis de insulina intermedia de la mañana se variará fijándonos en la glucemia de antes de la cena.

La dosis de insulina intermedia (NPH o NPL) o detemir de la cena se variará fijándonos en la glucemia basal.

La dosis de insulina glargina, independientemente de si se administra por la mañana o por la noche, se modificará según la glucemia basal.

En cuanto al ajuste de la dosis para los análogos rápidos (insulina lis-pro e insulina aspart) se hará a través de la glucemia a las 1,5-2 horas postingesta, teniendo en cuenta que el incremento o decremento hasta encontrar la dosis adecuada debe ser de 1-2 U y esperar al menos 3 controles en varios días para ponerlo en práctica.

Las modificaciones en el tratamiento insulínico, tanto para subir como para bajar dosis, se recomienda realizarlo suave y lentamente: 1- 2 UI cada vez, y esperando a ver la acción en 2-3 controles al menos. Se procurará no realizar ajustes basados en un sólo perfil. Es conveniente esperar varios perfiles antes de realizar el siguiente cambio (2-3 días en inicio de tratamiento y pacientes descompensados, varias semanas en ajustes rutinarios del tratamiento).

Se cambiará la dosis de una inyección al día cada vez. Iniciar el ajuste tratando de controlar en primer lugar la glucemia basal, cuando ésta esté controlada la de las 2 horas después del desayuno, y así lenta y progresivamente, hasta la última glucemia del día.

Ante la *hiperglucemia basal* persistente deben considerarse dos situaciones: Que se esté produciendo una hipoglucemia nocturna y la hiperglucemia basal traduzca un efecto Somogy: se recomienda determinar la glucemia entre las 2 y las 6 a.m. en 2- 3 días para averiguarlo y si se comprueba habrá que reducir la dosis de insulina de antes de la cena.

Si se descarta la hipoglucemia de madrugada, pensaremos que la dosis de insulina de antes de la cena sea insuficiente, por lo que se incrementará la dosis de insulina de antes de la cena o se retrasará a la hora de acostarse.

Glucotoxicidad, debemos tener en cuenta que la hiperglucemia crónica produce dos *situaciones adversas:*

- Sobre la célula beta lleva a una menor secreción de insulina ante el aumento de la glucemia.
- Sobre los receptores periféricos produce una menor respuesta de los mismos a la acción de la insulina (insulinresistencia).

Esta glucotoxicidad desaparece progresivamente cuando se alcanzan cifras de glucemia próximas a la normalidad, disminuyendo por tanto las necesidades diarias de insulina, por lo que puede haber peligro de hipoglucemia.

Debemos diferenciar, por tanto, entre insulina programada, que será aquella que en basal sustituye a la secreción de insulina en situación de ayuno o la que en el caso de ingesta cubrirá ese nutriente, en inicio serían 4 unidades o, en el caso de glicosilada menor de 8% disminuir.

Y después la insulina suplementaria, o dosis de unidades por kilo corrección con el fin de corregir la hiperglucemia. Esta última se calcula en líneas generales que si <150 no se aumenta, de 150 a 200 2 unidades, de 201 a 250 4 unidades, 251 a 300 6 unidades y más de 300 8 unidades.

3.4.5. Falsos mitos sobre la insulina

- La prescripción de insulina no implica un empeoramiento.
- La insulina no provoca ceguera, puede que la ausencia de administración si pudiera provocar retinopatía diabética. Si bien es cierto que, al inicio del tratamiento puede producirse presbicia o presbiopía insulínica (mal enfoque de objetos), esto es debido a los cambios osmóticos en el cristalino por variaciones rápidas de la glucemia. Entre las 2 y 4 semanas desaparece.
- La administración no duele, gracias a las nuevas agujas y plumas ese pinchazo es prácticamente indoloro.
- La insulina no provoca obesidad.

3.4.6. Rotación en puntos de inyección

Con el fin de evitar la lipodistrofia (son prominencias de grasa subcutánea, nódulos blandos, que aparecen frecuentemente como una complicación local en diabéticos insulinodependientes con mayor tiempo de evolución y esquemas de tratamiento de múltiples dosis) que provoca la administración continua en un punto determinado, se recomienda la rotación de los puntos de inyección.

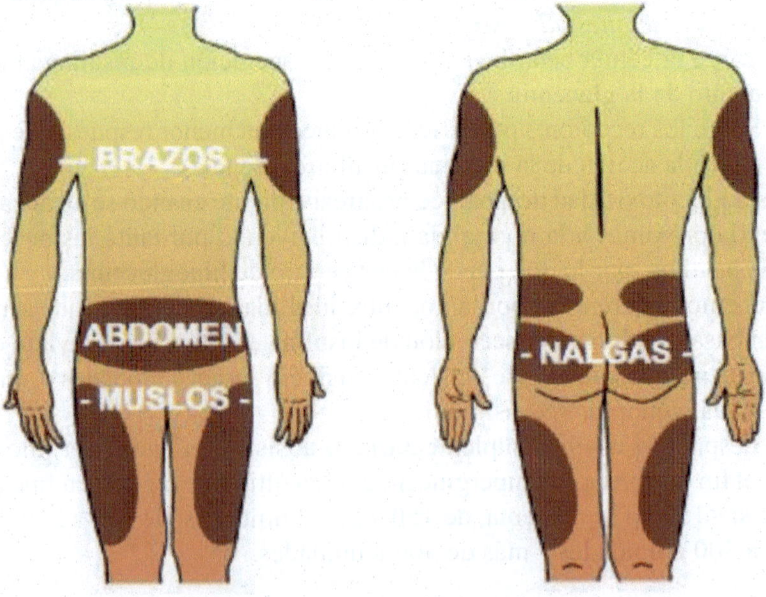

Figura 3.6. *Zonas de punción.*

4. ¿CUÁLES SON LAS CONSECUENCIAS? PATOLOGÍAS Y COMPLICACIONES ASOCIADAS A LA DIABETES

Las complicaciones derivadas de la DM se pueden dividir en *agudas* como la hipoglucemia, cetoacidosis diabética y coma hiperosmolar no cetóxico o síndrome hiperosmolar no cetóxico; dentro de la hipoglucemia explicaremos el fenómeno somogyi y la hiperglucemia matinal o fenómeno del alba.

Las complicaciones *crónicas* de la DM son la macroangiopatía, arteriosclerosis, microangiopatía y neuropatía diabética, en relación se encuentran alteraciones de la piel, mayor riesgo de infecciones y los trastornos del pie y la pierna diabética.

4.1. Hipoglucemia

La hipoglucemia es la situación que se produce cuando hay un nivel anormalmente bajo de glucosa en sangre. Cuando esto sucede, al cuerpo le falta la fuente de energía que necesita para funcionar correctamente. Por norma general, se considera hipoglucemia a valores de glucosa en sangre inferiores a 70 mg/dl.

Las personas con DM tipo 1 y algunas con DM tipo 2 requieren la administración de insulina. Esta hormona facilita la asimilación al interior de las células de la glucosa presente en la sangre, por lo que tiene un efecto hipoglucemiante. Si se administra más insulina de la adecuada, no se han ingerido los suficientes hidratos de carbono, o se realiza una actividad física no prevista, los niveles de glucosa sanguínea bajarán más de lo debido.

Ante una bajada de glucemia el organismo reacciona produciendo glucagón y otras hormonas contrarreguladoras con el objetivo de movilizar las reservas de azúcar en forma de glucógeno y sintetizar glucosa (gluconeogénesis).

Si la hipoglucemia se prolonga en el tiempo sin recibir tratamiento, aparecen los *síntomas neuroglucopénicos*, es decir, los debidos a la falta de suficiente glucosa para el funcionamiento normal del cerebro. Estos van desde los dolores de cabeza, mareos, debilidad o confusión, hasta alteraciones de la memoria o la conducta, falta de coordinación, pérdida de la conciencia, convulsiones y, en los casos más severos, coma diabético.

Una adecuada educación para el control de las hipoglucemias, será adecuada como prevención primaria. Que las personas con DM y/o familiares sean capaces de reconocer la manera de prevenir, identificar y tratar episodios de hipoglucemias secundarios al uso de las insulinas y/o fármacos que potencialmente pudieran producir hipoglucemias. Analizar las barreras que impiden prevenir y/o identificar y/o actuar ante episodios hipoglucémicos. Potenciar actitudes proactivas en el manejo de la DM.

4.1.1. Síntomas

Los síntomas de la hipoglucemia tienden a aparecer con rapidez y pueden variar tanto de intensidad como de una persona a otra. Los primeros en aparecer son los *síntomas adrenérgicos*, que son consecuencia de la secreción de las hormonas que contrarregulan la acción de la insulina, entre las que se encuentra la adrenalina. Estos incluyen palidez, sudores fríos, temblores, palpitaciones, ansiedad, irritabilidad y hambre.

En cuanto a los síntomas adrenérgicos se encontraría el hambre y/o náuseas, palidez, sudor frío, persona puede sentir irritabilidad, ansiedad, palpitaciones y temblores. Antes de que la hipoglucemia llegue a provocar síntomas neuroglucopénicos, el cuerpo pone en marcha la contrarregulación de la insulina y secreta glucagón, adrenalina y cortisol, por lo que habitualmente los primeros síntomas en manifestarse son los adrenérgicos. Algunas personas no sienten ningún síntoma hasta que aparecen las consecuencias nerviosas de la falta de glucosa.

Y, ¿cuáles son los síntomas neuroglucopénicos? Entre ellos se encuentran: Dolor de cabeza, falta de concentración, confusión, sensación de debilidad, visión borrosa o doble, alteración de la conducta y/o falta de coordinación motora, añadido a problemas de memoria e incluso pérdida de conciencia.

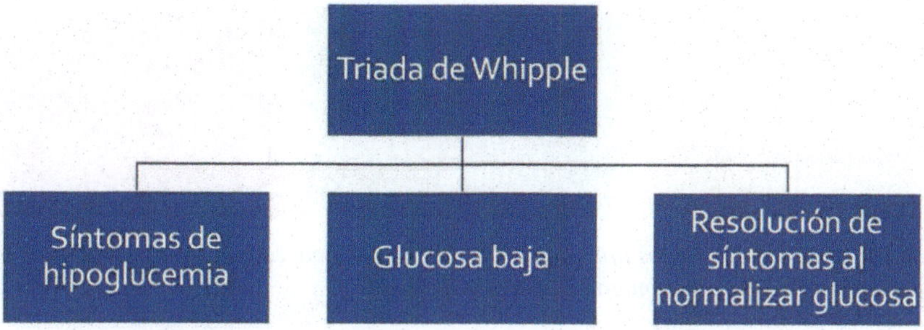

Figura 4.9. *Triada de Whipple. Fuente: Parekh et al., 2014.*

La guía de práctica clínica *Canadian Diabetes Association* define la hipoglucemia con la *tríada de Whipple:*

1. Aparición de síntomas autonómicos o neuroglucopénicos.
2. Un nivel bajo de glucemia (< 72 mg/dl o < 4,0 mmol/l) para pacientes tratados con insulina o secretagogos.
3. Mejoría sintomática de la hipoglucemia tras la terapia con hidratos de carbono (*Parekh et al., 2014*).

Ante la presencia de síntomas de hipoglucemia, es necesario confirmar que los valores de glucosa en sangre están por debajo de unos niveles considerados mínimos para mantener el correcto funcionamiento del organismo. En ocasiones se presentan síntomas de hipoglucemia ante una bajada rápida de los niveles de azúcar, pero no se rebasa el umbral inferior, por lo que no es necesario tomar medidas especiales para contrarrestarla.

También hay que conocer que, ante una hipoglucemia nocturna, los síntomas (pesadillas o sudoración abundante) pueden provocar que la persona que la sufre se despierte en ese momento, o no, por lo que podría levantarse sintiendo cansancio, irritabilidad o confusión. Si se sospecha padecer hipoglucemias nocturnas es aconsejable medir los niveles de glucosa antes de acostarse y durante la noche, a través de pruebas capilares o sistemas de monitorización continua de la glucosa, para poder ajustar la dosis de insulina de manera adecuada en lo sucesivo y evitar que se sigan produciendo.

Así que a modo de resumen, podemos destacar que existen diversos tipos de hipoglucemias y se clasifican de acuerdo con su gravedad. Todas las personas con DM y sus cuidadores, deben saber identificar los síntomas de la hipoglucemia y conocer su tratamiento, para evitar progresión y posibles *consecuencias*:

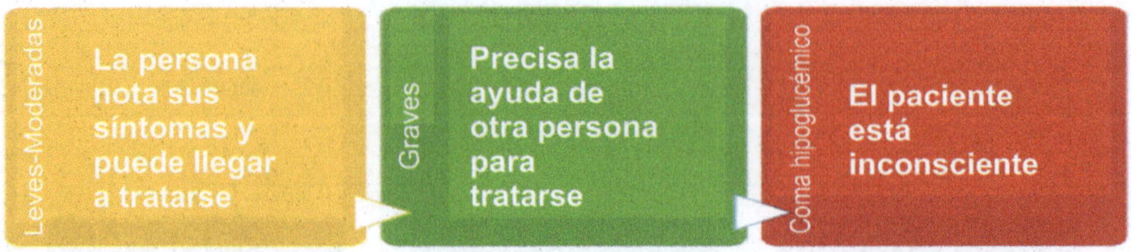

Figura 4.10. *Clasificación de los tipos de hipoglucemias de acuerdo a su gravedad, leves o moderadas, graves y coma hipoglucémico. Elaboración propia.*

4.1.2. Diagnóstico y tratamiento

En la actualidad se considera hipoglucemia cuando el nivel de azúcar es inferior a 70 mg/dl, o 4 mmoles/litro. Los mecanismos de defensa contra la hipoglucemia de una persona sin DM se ponen en marcha con una glucemia de 68 mg/dl. Una persona con DM que sufra hipoglucemias frecuentes, sin embargo, puede que no secrete las hormonas contrarreguladoras hasta alcanzar niveles aún más bajos, lo que conduce a hipoglucemias inadvertidas o asintomáticas que son potencialmente más peligrosas.

Una vez detectada una hipoglucemia leve o moderada mediante un análisis del nivel de glucosa en sangre que revele un valor inferior a 70 mg/dl es importante conocer las posibles causas para su corrección y se deberán tomar las siguientes *medidas:*

- Ingesta de hidratos de carbono de absorción rápida en una cantidad adecuada a la edad y tamaño de la persona. Para ello podrá recurrirse a cualquiera de estas opciones, aunque se recomienda seguir las indicaciones específicas de los profesionales sanitarios para cada persona.
- Esperar 15 minutos y comprobar el nivel de glucosa en sangre. Si la glucemia continúa por debajo del umbral mínimo de 70 mg/dl, repetir de nuevo la ingesta de azúcares.
- Cuando se haya superado los 70 mg/dl de glucosa en sangre, se ingerirán hidratos de carbono de absorción lenta (fruta o cereales) si falta más de una hora para la siguiente comida.

En caso de sufrir una hipoglucemia severa será necesario recurrir a la inyección de glucagón, incluso sin esperar a haber comprobado los niveles de glucosa. No obstante, los síntomas pueden impedir a la persona que la padece poderse tratar ella misma, por lo que requerirá ayuda de alguien para inyectarse el glucagón. Es importante no dar alimentos ni bebidas a una persona que esté

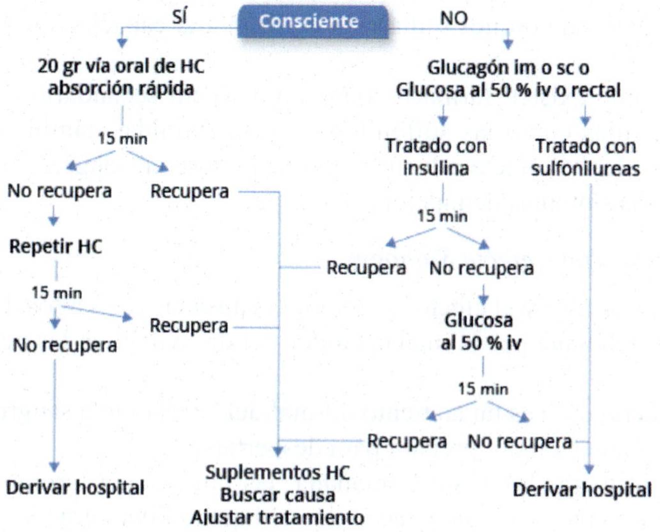

Figura 4.11. *Algoritmo de actuación frente a una hipoglucemia en persona con bajo nivel de consciencia. Fuente: https://revistamedica.com/caso-clinico-algoritmo-hipoglucemia-grave/*

inconsciente. Se recomienda a las personas con DM que tengan propensión a sufrir hipoglucemias severas que lleven consigo un kit de inyección de glucagón, así como algún identificativo de que se padece la patología, hay que recordar que debe conservarse en la nevera a una temperatura entre 2 y 8 °C. Es muy importante que la persona con DM, sus familiares y/o las personas más allegadas, conozcan la existencia del glucagón, así de *cómo y cuándo* debe usarse.

Para evitar una crisis de hipoglucemia durante el ejercicio se deberá reducir la dosis de insulina que se suministre antes de realizarlo, pero sin llegar a eliminarla.

Errores en la administración de insulina, como inyectarse insulina rápida en lugar de retardada, o una dosis mayor de lo que corresponda, hacerlo en el músculo en lugar de en el tejido subcutáneo o incluso bañarse o ducharse con agua muy caliente inmediatamente después de haberse inyectado la insulina, puede llevar a una hipoglucemia.

No comer suficientes hidratos de carbono, retrasar una comida o realizar un ayuno prolongado pueden hacer bajar los niveles de glucosa en la sangre por debajo de lo aconsejable. Acostarse sin haber comido lo suficiente puede provocar una hipoglucemia durante el sueño. O en el caso de padecer una enfermedad, sobre todo si ocasiona vómitos o diarreas o afecta a la capacidad para comer lo suficiente.

Conocer que existen fármacos que como efecto secundario pueden producir hipoglucemias como las sulfonilureas y meglitinidas, también el exceso de consumo de alcohol afecta a los niveles de glucosa en sangre, así como a la percepción de los síntomas de una hipoglucemia.

4.1.3. Fenómeno alba y efecto Somogyi

El fenómeno alba y el efecto de Somogyi causan niveles altos de azúcar en la sangre, especialmente por la mañana antes del desayuno, en las personas que tienen diabetes.

El *fenómeno alba* es un aumento normal del azúcar en la sangre cuando el organismo de una persona se prepara para despertarse.

En las primeras horas de la mañana, las hormonas (hormona de crecimiento, cortisol y catecolaminas) hacen que el hígado libere grandes cantidades de azúcar en el torrente sanguíneo. En la mayoría de las personas, el organismo produce insulina para controlar el aumento del azúcar en la sangre.

Si el organismo no produce suficiente insulina, los niveles de azúcar en la sangre pueden aumentar. Esto puede causar un nivel alto de azúcar en la sangre por la mañana (antes de comer).

La liberación de hormonas (como la hormona de crecimiento, cortisol y catecolaminas), se producirán por el descenso en sangre de la glucemia, efecto con lo que se estimula la lipólisis, gluconeogénesis y glucogenolisis y aumentan los niveles séricos de glucosa, estas ayudan a revertir el nivel bajo de azúcar en la sangre, pero podrían llevar a niveles de glucemia que son más altos de lo normal por la mañana.

El organismo de la persona responde al nivel bajo de azúcar en la sangre liberando hormonas que aumentan el nivel de glucemia. Esto puede causar un alto nivel de azúcar en la sangre a la mañana temprano.

El elemento diferenciador es el nivel de glucemia entre las 2-3 a.m, en el caso que el nivel de glucemia se encuentra bajo entre las 2 a.m. y las 3 a.m., se puede sospechar que se trata del *efecto de Somogy*; en cambio si el nivel de azúcar en la sangre es normal o alto entre las 2 a.m. y las 3 a.m., probablemente sea el *fenómeno del alba.*

4.2. Cetoacidosis diabética (CAD) y síndrome hiperglucémico hiperosmolar (SHH)

Las principales complicaciones agudas de la DM tipo 2 son la cetoacidosis diabética (CAD) y el síndrome hiperosmolar hiperglucémico (SHH); estas entidades son causadas por la deficiencia absoluta o relativa de insulina, que se acompaña de depleción de la volemia con o sin anormalidades del equilibrio acido base. El diagnóstico y tratamiento precoz evita el desarrollo de complicaciones que amenacen la vida del paciente (*Vergel et al., 2012*).

Pero existen diferencias, que a continuación detallaremos.

4.2.1. ¿En qué consiste?

La *cetoacidosis diabética* (CAD) es un síndrome caracterizado por hiperglucemia, cetosis y acidosis, lo cual es consecuencia de la deficiencia absoluta o relativa de insulina asociada a un exceso de hormonas contrarreguladoras (glucagón, catecolaminas, cortisol y hormona de crecimiento). Entre los *factores precipitantes* se destacan los siguientes: diagnóstico reciente de diabetes mellitus, omisión de la insulina, transgresiones alimentarias, infecciones, embarazo, trauma, estrés emocional, ingesta excesiva de alcohol, infarto agudo del miocardio, enfermedad cerebrovascular, enfermedad de Cushing, hipertiroidismo, drogas y raramente, feocromocitoma (*Vergel et al., 2012*).

A modo de *resumen* el CAD es déficit absoluto de insulina (DM I o DM II avanzada):

- El desequilibrio entre insulina/hormonas contrarreguladoras provoca:
  - Aumento de la glucogenólisis.
  - Aumento de la rotura de depósitos de grasa (↑ lipolisis) y proteínas (↑ proteólisis).
- Permitiendo el uso de ácidos grasos y aminoácidos como substratos para sintetizar glucosa (neoglucogénesis).
- Aumento de oxidación de ácidos grasos y aumento cetoácidos:
  - Acidosis metabólica
- Mortalidad 5-20%, en relación con la causa desencadenante.

El *síndrome hiperglucémico hiperosmolar* (SDD) es una complicación metabólica de la DM caracterizada por hiperglucemia grave, deshidratación extrema, hiperosmolaridad del plasma y alteración del nivel de conciencia. Este cuadro se detecta con mayor frecuencia en pacientes con DM tipo 2, a menudo en circunstancias de estrés fisiológico. El diagnóstico del estado hiperglucémico hiperosmolar se alcanza por el hallazgo de hiperglucemia grave con hiperosmolalidad plasmática en ausencia de cetosis significativa. El tratamiento consiste en la administración intravenosa de solución fisiológica e insulina. Las complicaciones incluyen coma, convulsiones y muerte.

Es decir que la hiperglucemia es mayor que en la CAD, y que la hiperosmolaridad plasmática es debida a la hiperglucemia; como consecuencia se produce una deshidratación intensa secundaria a la diuresis osmótica por la hiperglucemia. Es más característica de la DM tipo II y de un déficit relativo, y no absoluto de insulina. No hay cuerpos cetónicos libres ni acidosis secundaria.

4.2.2. Síntomas

Las *manifestaciones clínicas* derivadas de la deshidratación incluyen: sequedad de piel y mucosas, taquicardia, extremidades frías, llenado capilar lento, debilidad muscular, hipotensión arterial y oliguria. La taquipnea o respiración de Kussmaul se presenta cuando el pH sanguíneo desciende a un valor entre 7,1-7,29. El exceso de cuerpos cetónicos circulantes, se asocia con dolor abdominal, náuseas, vómitos y aliento cetónico. Tanto la deshidratación como la cetosis

Cuadro 4.8. *Diferencias entre CAD y SHH. Elaboración propia.*

CLÍNICA

CAD	SHH
CLÍNICA CARDINAL: poliuria, nicturia, polidipsia, con o sin pérdida de peso	
INICIO **AGUDO** en horas (< 1 día)	INICIO **INSIDIOSO:** > 1 día.
POR **ACIDOSIS** Y **CETONEMIA**: - Dolor abdominal (puede simular un abdomen agudo), - Náuseas y vómitos - Respiración rápida y profunda (Kussmaul) - Aliento afrutado o a acetona - Si temperatura baja (por vasodilatación): mal Px. - Menos frecuente: síntoma s de hiperosmolaridad (bajo nivel de conciencia) y más leves que el SHH	POR **HIPEROSMOLARIDAD**: - Clínica neurológica: desde obnubilación hasta coma - Déficits focales: hemiparesia, hemianopsia... - Convulsiones.
DESHIDRATACIÓN: - Signo del pliegue + - Mucosa oral seca - En casos graves: hipotensión, taquicardia, bajo nivel de conciencia /coma.	

causan alteraciones del estado de conciencia que evolucionan progresivamente desde un estado de somnolencia hasta el estupor y finalmente coma (*Vergel et al., 2012*).

A diferencia de la cetoacidosis diabética, pueden aparecer convulsiones focalizadas o generalizadas y hemiplejía transitoria.

4.2.3. Diagnóstico y tratamiento

La presencia de cuerpos cetónicos en plasma y orina, así como una osmolaridad plasmática < 320 mosm/L (fórmula: [2(Na)] + [glucemia/18]), permiten establecer la diferencia entre CAD y EHH ya que en este último caso no existe cetonemia ni cetonuria y la osmolaridad plasmática es >320 mosm/L.

Un parámetro que puede ser evaluado en estos pacientes es el *anión Gap,* el cual refleja la concentración de productos ácidos no medibles en plasma, pero cuya inclusión no es indispensable como criterio diagnóstico en la CAD. Sin embargo, es de gran utilidad en pacientes adultos con deshidratación y acidosis para descartar *otras causas* como: ingestión de metanol, acidosis urémica, acidosis láctica, cetosis por malnutrición, cetoacidosis alcohólica, toxicidad por paraldehído, hierro, isoniazida, etanol, etilenglicol y salicilatos (*Vergel et al., 2012*).

Como *tratamiento* la reposición hídrica y de iones, añadido a control glucémico y administración de insulina:

- *Hidratación:* Debe realizarse en dos etapas: corrección de volemia y mantenimiento. En la CAD el déficit de agua se estima en 6 L aproximadamente. La corrección debe realizarse con una primera expansión utilizando solución salina (SS 0,9%), a razón de 1000-1500 cc vía intravenosa en la primera hora; una vez evaluados los signos vitales y el estado de hidratación del paciente, si el caso lo amerita, se administra una segunda expansión con 500 cc de solución salina en la segunda hora, si no, se iniciará la hidratación de mantenimiento; ésta dependerá del estado de hidratación, concentración de electrolitos séricos y diuresis; lo ideal es reponer la mitad del déficit de agua estimado en un periodo de 12 a 24 horas. Una vez que la glucemia ha disminuido a concentraciones ≤ 250 mg/dL debe cambiarse la SS 0,9% por solución 0,45% con dextrosa, lo cual garantiza un aporte adecuado de glucosa para su consumo periférico y evita el desarrollo de hipoglucemia que comprometa la vida del paciente, mientras se logra inhibir la lipólisis y la cetogénesis con la administración continuada de insulina.

- *Potasio:* El objetivo terapéutico es mantener su concentración plasmática entre 3,5-5,0 mEq/L. Se recomienda su administración junto con la infusión de insulina a razón de 20 mEq/L, y se ajustará de acuerdo a sus concentraciones séricas: si es < 3,5 mEq/L, se deben administrar 40 mEq por cada litro de solución y si el valor se encuentra entre 3,5 y 5,0 mEq/L se deben administrar 20-30 mEq por litro de solución. La cantidad total de potasio a administrar en un día, no debe exceder los 200 mEq. La suplementación de potasio está contraindicada si hay oliguria (diuresis < 40 ml/h), concentración sérica de potasio >5 mEq/L y signos al ECG de hiperkalemia (ondas T estrechas y picudas), los cuales reflejan concentraciones séricas >6,5 mEq/L; valores superiores a 7,5 mEq/L cursan con acortamiento del intervalo QT, ensanchamiento del QRS, acortamiento del intervalo PR y reducción en la amplitud de la onda P.
- *Insulina:* La insulinoterapia debe incluir un bolo endovenoso y una infusión continua de insulina, ambos calculados a razón de 0,1 U/ kg peso de insulina cristalina. La infusión se prepara con 250 cc de SS 0,9% con adición de 50 unidades de insulina cristalina y se administra a una velocidad de 0,1 U/kg/h. La glucemia debería disminuir un 10%/hora; si no hay el descenso esperado, se debe duplicar el goteo, y si el descenso es ≥ 70 mg/hora, el goteo se debe disminuir a la mitad. Si hay hipotensión o hipokalemia (K+<3,3 mEq/L) debe diferirse el uso de insulina hasta que se haya corregido este desorden. La resolución de la acidosis toma más tiempo que la normalización de la glucemia, se debe mantener insulina para inhibir lipólisis y cetogénesis, administrando glucosa para evitar hipoglucemia y hasta alcanzar los criterios de resolución de CAD.
- *Bicarbonato:* Se debe administrar cuando el pH arterial sea ≤ 6,9 una vez corregida la deshidratación. Se recomienda utilizar una infusión de 1 a 2 mEq/kg durante 1 hora o hasta que el pH sea ≥ 7,0. La *dosis a administrar en 24 horas* se calcula a través de la siguiente fórmula: (HCO_3 ideal - HCO_3 real) × 0,3 x Kg 11, de lo cual será administrado sólo un 1/3 de la dosis (*Vergel et al., 2012*).

4.3. Macroangiopatía aterioesclerosis-, enfermedad cardiovascular y diabetes

La *enfermedad cardiovascular* (ECV), que incluye cardiopatía coronaria, enfermedad cerebrovascular y enfermedad vascular periférica, constituye la principal causa de mortalidad en individuos con DM.

Se han llevado a cabo múltiples estudios que han puesto de manifiesto un aumento de la incidencia y prevalencia de cardiopatía coronaria en pacientes con DM tanto de tipo 1 como 2, si bien y después de algunos metaanálisis en los cuales se concluye que el riesgo cardiovascular del paciente con DM es superior al de la población normal, pero inferior al del paciente previamente infartado. En parte, este hecho está justificado por una mayor carga de factores de riesgo cardiovascular, entre los que se incluyen hipertensión arterial, dislipemia y obesidad. Además, en el paciente diabético se produce un trastorno del sistema de la coagulación con aumento del inhibidor 1 del activador del plasminógeno (PAI-1) y del fibrinógeno, alteraciones de la función plaquetaria, disfunción endotelial, inflamación crónica, albuminuria y trastorno de la reactividad vascular mediada por el óxido nítrico.

4.3.1. Síntomas

Los vasos que afectan con mayor frecuencia son a las arterias tibiales anteriores y posterior arteria peronea carótidas y coronarias. La *afectación arterial* de los miembros inferiores cursa con: claudicación intermitente, cambios tróficos en piel y úlceras. Es importante un diagnóstico, lo más precoz posible coma en caso de que hubiese una enfermedad arterial periférica.

Los *signos y síntomas* de la enfermedad de los vasos pequeños incluyen los siguientes:

- Dolor, opresión o molestias en el pecho (angina), que puede empeorar con la actividad o el estrés emocional.
- Molestias en el brazo izquierdo, mandíbula, cuello, espalda o abdomen, junto con dolor en el pecho.
- Falta de aire.
- Cansancio y falta de energía.

Si se recibió tratamiento para la enfermedad de las arterias coronarias con angioplastia y/o stents, los signos y síntomas persisten, es posible que cohabiten también la enfermedad de los vasos pequeños.

4.4. Retinopatía diabética

La principal causa de pérdida visual no recuperable en los países industrializados en pacientes entre los 20 y 64 años de edad, siendo responsable de un 10% de nuevos casos de ceguera cada año. El riesgo de ceguera en pacientes diabéticos sería aproximadamente 25 veces mayor al resto de la población (*Aliseda et al., 2008*). Añadido el gasto sanitario que produce (*López Gálvez, 2004*).

De manera general podemos decir que los principales *factores de riesgo* para la aparición y evolución de la retinopatía diabética (RD) serían:

- El tiempo de evolución de la DM y el tipo de DM, de forma que el 98% de los diabéticos tipo 1 y el 60% de los tipo 2 sufre RD en algunos de sus grados después de 20 años de evolución de su enfermedad.
- El deficiente control glucémico, habiéndose demostrado que el tratamiento optimizado de las cifra de Hba1c retrasa la aparición y progresión de la RD en ambos tipos de DM.
- El control de la hipertensión arterial, hiperlipemia y de la anemia asociadas a la DM disminuyen la aparición y progresión de la RD en especial en su forma de edema macular.
- Existen cambios hormonales asociados la pubertad y al embarazo que pueden acelerar la aparición de la RD.
- Se puede considerar que existen factores genéticos investigados y relacionados con el desarrollo y progresión de la RD. Así los pacientes con HLA-DR4 tiene una mayor prevalencia de retinopatía proliferante.
- La aparición de microalbuminuria como marcador de enfermedad microvascular aumenta la probabilidad de desarrollar RD (*Aliseda et al., 2008*).

Desde el punto de vista ocular existen algunos factores que pueden ser considerados de riesgo para el desarrollo y progresión de RD como son hipertensión ocular, antecedente de oclusión venosa de rama retiniana, presencia de inflamación ocular, traumatismos oculares y el tratamiento con radioterapia. De igual manera existirían factores locales que protegerían frente al desarrollo de la RD, como la miopía, atrofia del epitelio pigmentado retiniano o desprendimiento vítreo posterior.

Otro aspecto importante es considerar la RD como un marcador del estado general del paciente diabético. La presencia de una RD proliferante indica que el paciente tiene un mayor riesgo cardiovascular, con una tasa aumentada de infarto agudo de miocardio, de amputación y de muerte (*Aliseda et al., 2008*).

4.4.1. Clasificación de la retinopatía diabética

En un intento de conseguir un medio de comunicación para todos, un grupo de expertos (*Global Diabetic Retinopathy Task Force*) propuso en el año 2002 una nueva clasificación para la RD de más fácil manejo, que es la *Escala Internacional de Severidad de la Retinopatía* y del *Edema Macular Diabético* y que ha sido asumida por la *Academia Americana de Oftalmología.*

- *Retinopatía diabética no proliferativa leve:* Al menos un microaneurisma. No se reúnen los criterios para retinopatía no proliferativa moderada, severa, proliferativa o proliferativa de alto riesgo
- *Retinopatía diabética no proliferativa moderada:* Hemorragias y / o microaneurismas definitivamente presentes: exudados blandos, rosarios venosos (RV), o anormalidades microvasculares intrarretinianas (AMIR); No se reúnen los criterios para retinopatía no proliferativa severa, retinopatía proliferativa o retinopatía proliferativa de alto riesgo
- *Retinopatía diabética no proliferativa severa:* Exudados blandos, RV y AMIR, todos sin duda presente en al menos dos de los campos de cuatro a siete; o dos de los tres lesiones precedentes presente en al menos dos de los campos a través de cuatro de siete y hemorragias y microaneurismas presentes en estos cuatro campos, igual o superior estándar en al menos uno de ellos; o AMIR presentes en cada uno de los campos de cuatro al siete y valor igual o superior 8A fotografía estándar en al menos dos de ellos; y la definición no se reunió para la retinopatía proliferativa temprana o retinopatía proliferativa de alto riesgo.
- *Retinopatía proliferativa temprana (sin características de alto riesgo):* Neovasos; y la definición no se cumplen para la retinopatía proliferativa de alto riesgo.
- *Retinopatía proliferativa de alto riesgo (con características de alto riesgo):* Los nuevos vasos en o dentro de un diámetro del disco óptico (alrededor de un cuarto a la zona de un tercio del disco), con o sin hemorragia vítrea o prerretinal; hemorragia prerretinal acompañado de nuevos buques, o nuevos vasos en otros lugares y área vítreo y un cuarto disco.

4.4.2. Síntomas

De forma habitual la aparición de sintomatología no se produce en etapas tempranas. A medida que evoluciona es cuando se hacen presentes los *síntomas* y además se produce RD homónima, tales como:

- Un mayor número de miodesopsias o moscas volantes.
- Visión borrosa.
- Visión que cambia de borrosa a clara.
- Ver áreas en blanco o oscuras en el campo de visión.
- Visión nocturna deficiente.
- Notar que los colores se ven atenuados o apagados.
- Perder la visión.

4.4.3. Diagnóstico y tratamiento

- La dilatación pupilar para la realización de determinadas pruebas.
- Angiografía ocular o retiniana con fluoresceína para determinar cuál es el problema en la retina y examinar en detalle los vasos sanguíneos de la retina y la coroides y realizar un mapa del fondo del ojo. Esto demuestra si hay vasos sanguíneos bloqueados o perdiendo líquido. También muestra si están creciendo vasos sanguíneos anormales.
- La tomografía de coherencia óptica, técnica diagnóstica de imagen sencilla y no invasiva que sirve para la exploración en detalle de las partes de la retina, concretamente de la mácula, y el nervio óptico.
- La angiografía por tomografía de coherencia óptica es una técnica nueva que no requiere la coloración de vasos sanguíneos para ser observados, imágenes angiográficas de alta resolución de la circulación coroidea y retinal. Se constituye una nueva interpretación de las imágenes a partir de parámetros diagnósticos de defectos vasculares.
- Prevención primaria es el mejor tratamiento, con un buen control glucémico y de tensión arterial y fondo de ojos según protocolo de cada comunidad cada 2 años aproximadamente.
- Imágenes angiográficas de alta resolución de la circulación coroidea y retinal.
- En cuanto a la prevención secundaria, se basará en una detección precoz de la retinopatía y un adecuado seguimiento. La pauta de revisiones del fondo de ojo ha de ajustarse a las necesidades reales de los pacientes, pero como norma debería realizarse una exploración completa oftalmológica al diagnóstico. En la DM tipo 1 la norma será una revisión anual. Por el contrario, en los pacientes tipo 2 en los que se realice control sin medicación, podría posponerse el siguiente examen hasta 5 años, dada la baja probabilidad de desarrollar la retinopatía en fases tan iniciales de la enfermedad (*Aliseda et al., 2008*).

  Cuando la severidad es mayor se reforzará la idea de que un control estricto con terapia intensiva con insulina puede frenar una mala evolución de la retinopatía, si bien se planteará ya el tratamiento con láser. La fotocoagulación láser es hoy en día el estándar de tratamiento de la RD.

4.5. Enfermedad renal diabética

La nefropatía diabética forma parte de las complicaciones microangiopáticas de la DM. La microangiopatía diabética es la afectación de los pequeños vasos (arteriolas, capilares y vénulas) en la DM y contribuye a cambios patológicos y lesión de múltiples órganos y tejidos produciendo nefropatía, retinopatía y neuropatía.

La lesión renal que se produce frente a los malos controles glucémicos puede conllevar a al desarrollo y progresión de la enfermedad renal asociada a la diabetes (ERAD), así como de otras complicaciones de la enfermedad. Aquí radica la importancia de un buen control glucémico para evitar el desarrollo y progresión de todas estas complicaciones; por tanto es criterio de certeza que la participación fundamental de diversos procesos que confluyen para iniciar los cambios funcionales y estructurales a nivel renal (ej. hipertrofia glomerular, proliferación mesangial), van a conducir a una modificación de la hemodinámica corpuscular y la estimulación de procesos de proliferación e hipertrofia celulares (*Sarandol et al., 2022*).

Pero ¿por qué hablamos de enfermedad renal y qué diferencia hay con la nefropatía diabética?

Clásicamente el concepto de *nefropatía diabética* se ha definido como un síndrome clínico caracterizado por albuminuria persistente (>300 mg/día), con reducción progresiva del filtrado glomerular, que se acompaña de retinopatía en pacientes con DM1, y usualmente hay hipertensión arterial (HTA) concomitante. Pero en la actualidad, el concepto de la afectación renal en la DM es más heterogéneo por existir una historia natural diferente en la DM2 y DM1, e incluye lesiones asociadas al envejecimiento, nefroangioesclerosis en daños isquémicos más propios de la realidad de la DM2 y de la evolución de la misma. Por ello, la denominación correcta debe ser *enfermedad renal diabética* (ERD), y se mantiene el concepto de *nefropatía diabética* para cuando existe constatación o diagnóstico histológico.

4.5.1. Síntomas

La presentación suele ser tardía e irreversible.

El deterioro de la función renal de la persona con DM es un proceso que se inicia con alteraciones renales, apareciendo en las siguientes fases microalbuminuria, acompañada generalmente de aumento de la TA, progresivamente se irá instaurando una proteinuria franca llegando a la fase de insuficiencia renal en la que suele haber aumento de la TA, retinopatía y afectación cardiovascular según la evidencia clínica publicada por la ADA.

Otras *manifestaciones clínicas de las complicaciones de la DM* que pueden presentarse en el paciente con nefropatía:

- Disfunción eréctil (en la que están implicados factores metabólicos, isquémicos, neuropáticos, psicológicos y fármacos).
- Disfunción esofágica y gastrointestinal (atonía esofágica, gastroparesia, colecistopatía hipotónica, estreñimiento y diarrea): Aunque su presentación de forma muy sintomática es poco frecuente, suponen una importante reducción en la calidad de vida del paciente destacando la gastroparesia y las alteraciones de la motilidad del tracto gastrointestinal.
- Fallo autonómico relacionado con la hipoglucemia, con falta de respuesta adrenérgica a la hipoglucemia.
- Neuropatía autonómica cardiovascular: Con hipotensión ortostática, isquemia miocárdica silente e infarto de miocardio indoloro o escasamente sintomático.
- Alteraciones óseas: Mostrando un aumento en la fragilidad ósea con aumento en la incidencia de fracturas.
- Alteraciones cutáneas (infecciones, dermatopatía diabética, necrobiosis lipoídica y lesiones relacionadas con isquemia y vasculopatía periférica).
- Anemia en la nefropatía diabética: La anemia es más frecuente y precoz en la ERD que en otras etiologías. Son múltiples los mecanismos patogénicos entre los que destacan una mayor tendencia al sangrado por mayor disfunción plaquetar, menor detección de O_2 debido a la neuropatía autónoma, uso de bloqueadores del SRAA, efecto inhibidor de citocinas inflamatorias y peor respuesta a la eritropoyetina.

4.5.2. Dianóstico y tratamiento

Analíticamente, los parámetros de microalbuminuria 30-300 mg en orina de 24 h. Relación de albúmina/creatinina (A/C) entre 30-300 mg/g (2,5-5 mg/mmol) en primera orina de la mañana. 20-200 mg/l en primera orina de la mañana. Para que la microalbuminuria se considere positiva debe serlo en 3 determinaciones espaciadas debido a que los parámetros de microalbuminuria varían dependiendo de la alimentación y del ejercicio realizado. Así se verán igualmente afectados por infección de orina, HTA no controlada y embarazo, por lo que tendrá que ser tenido en cuenta a la hora de la recogida de la muestra. La determinación de microalbuminuria se debe realizar anualmente en personas con DM2 que presentan cifras normales de microalbuminuria y semestralmente si ya la presentan.

En DM1 las determinaciones se deben hacer anuales a partir del 5° año del diagnóstico de la diabetes. En niños, se realiza la determinación tras 5 años de evolución postpuberal.

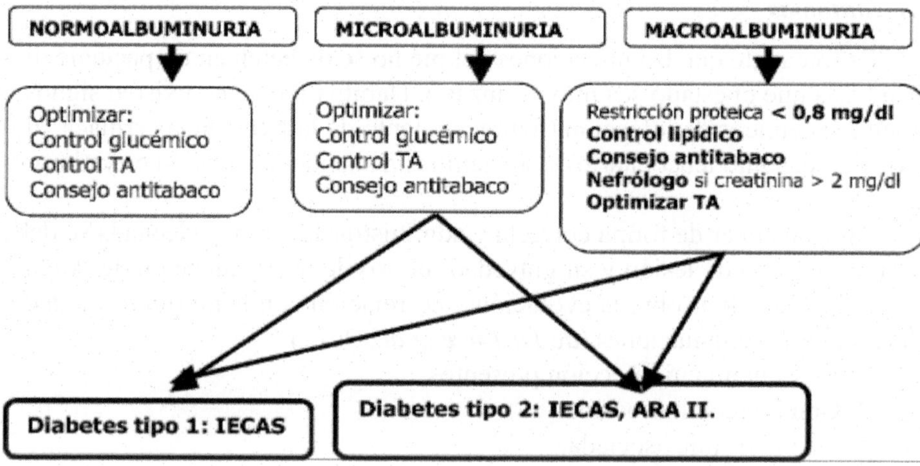

Figura 4.12. *Algoritmo del Proceso asistencial Integrado diabetes.*

La biopsia renal en pacientes con ERD sirve para el diagnóstico de otras nefropatías no diabéticas, pero también para un mejor conocimiento de la nefropatía diabética y de su pronóstico.

Los pacientes que presentan progresión de la enfermedad renal diabética, son aquellos con mayor tendencia a requerir terapia sustitutiva renal.

4.6. Pie diabético

Las lesiones más habituales a este respecto son las úlceras, con o sin infección y la gangrena. Son mucho menos frecuentes la neuropatía de Charcot y el edema neuropático. La tasa de amputaciones en pacientes diabéticos es más de 15 veces superior a la de la población general.

El llamado *pie diabético* es el resultado de la coexistencia de neuropatía y vasculopatía (que favorecen la aparición de lesiones hísticas) e infección, y puede progresar a situaciones tan graves como la gangrena.

La neuropatía diabética incluye la pérdida motora, de sensibilidad y la afección autónoma. La neuropatía motora afecta a todos los músculos del pie. La enfermedad vascular periférica induce a la isquemia y contribuye a la formación de muchas úlceras en el pie diabético. El sistema circulatorio periférico de los pacientes diabéticos con frecuencia está afectado (*Garrido Calvo et al., 2003*).

4.6.1. Síntomas

Es frecuente que las infecciones del pie no se detecten en un paciente diabético hasta que el estado sea muy avanzado. Habitualmente no existen signos o síntomas sistémicos de infección (fiebre, aumento de la frecuencia cardíaca, elevación del recuento leucocitario) o se manifiesta cuando la afección es ya importante.

Para clasificar de forma correcta y administrar la terapia adecuada se debe determinar el tipo de lesión y su gravedad; el uso de la clasificación de Wagner nos dará información sobre la evolución y correlación con la morbimortalidad y el porcentaje de amputaciones (*de La Torre et al., 2012*).

A: Ni isquemia ni infección presentes.

B: Con infección asociada.

C: Con isquemia asociada.

D: Con isquemia e infección asociadas.

El *pronóstico* de las lesiones en el pie de las personas con diabetes representa un reto de primera magnitud para el sistema sanitario, pues depende de las estrategias preventivas para detectar las personas en riesgo y establecer el diagnóstico precoz y el tratamiento intensivo de las úlceras, que representan todavía la causa más frecuente de hospitalización y que terminan con frecuencia en amputaciones de origen no traumático de la extremidad inferior (*Gómez Hoyos et al., 2012*).

Cuadro 4.10. *Clasificación del pie diabético según Wagner. Elaboración propia.*

Clasificación Wagner		
Grado	Lesión	Características
0	Ninguna, pie de riesgo	Hiperqueratosis, cabezas de metatarsianos prominentes, dedos en garra o deformaciones óseas
I	Úlceras superficiales	Destrucción de todo el espesor de la piel
II	Úlceras profundas	Penetra en piel, grasa y ligamentos pero sin afectar a hueso
III	Úlceras profundas + Absceso	Extensa y profunda, mal olor, secreción
IV	Gangrena limitada	Necrosis de una parte del piel, talón, la planta o de algún dedo
V	Gangrena extensa	Todo el pie afectado, efectos sistémicos

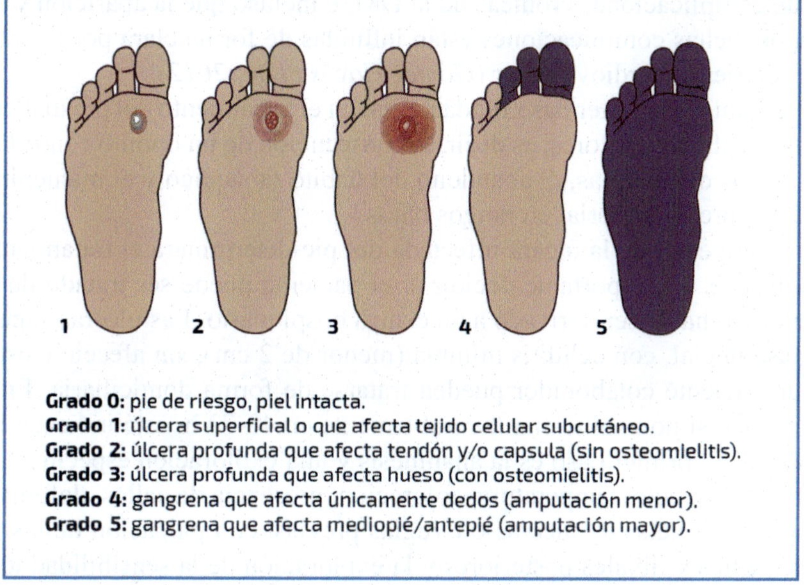

Figura 4.13. *Grado pie diabético según clasificación de Wagner. Fuente: Gómez Hoyos et al., 2012.*

4.6.2. Diagnóstico y tratamiento

La prevención primaria es el mejor tratamiento, para ello se recomienda identificar a los pacientes con riesgo de presentar lesiones de forma inadvertida en los pies y en su caso aplicación de las medidas preventivas oportunas.

En cuanto al autocuidado debemos dar unas *normas básicas* como son:

- Valorar la autosuficiencia visual y motriz.
- Autoinspección diaria de los pies y del calzado.
- Cortar las uñas de forma recta.
- Lavar los pies con agua tibia y secarlos bien.
- Usar zapatos y calzado adecuados.
- No andar descalzo.
- Visitar periódicamente al podólogo.
- Ante una lesión sospechosa, acudir al médico.

El curso clínico y el pronóstico del pie diabético están determinados por la evolución de las complicaciones micro y macrovasculares. Desde el comienzo de los años sesenta se viene sugiriendo que el mal control glucémico incrementa el riesgo de complicaciones crónicas de la DM, e incluso que la aparición y la progresión de dichas complicaciones están influidas de forma clara por los clásicos factores de riesgo cardiovascular (*Gómez Hoyos et al., 2012*).

Por tanto, el primer paso fundamental en el tratamiento del pie diabético es el control de dichos factores, es decir, la consecución de un óptimo control glucémico y de las dislipemias, el abandono del hábito tabáquico y el mantenimiento de cifras de presión arterial en rangos bajos.

La gravedad de la úlcera infectada del pie determinará el tratamiento que debe aplicarse. Es importante decidir si el paciente puede ser tratado de forma ambulatoria o ha de ser derivado a un centro hospitalario. Las úlceras superficiales en fase inicial, con celulitis mínima (menor de 2 cm), sin afección sistémica y con un paciente colaborador pueden tratarse de forma domiciliaria. En casos más graves, o si no evoluciona favorablemente en 48-72 h, está indicada la hospitalización. El primer paso es la anamnesis y una exploración específica del pie valorando su aspecto, temperatura, coloración, presencia de callos, deformidades articulares y secuelas de úlceras o cirugías previas, con palpación de los pulsos distales, pedios y tibiales posteriores y la exploración de la sensibilidad térmica, algésica y vibratoria, junto a la obtención del reflejo aquíleo (*Gómez Hoyos et al., 2012*).

Descartar:

- Fisuras interdigitales.
- Grietas.
- Neuroartropatía de Charcot, corresponde a la máxima expresión de la deformidad del pie diabético asociada a una importante afección del sistema nervioso autónomo, que se produce en pacientes con DM de larga evolución y neuropatía autónoma y periférica. La etiología no está todavía muy clara, pero el proceso puede iniciarse como consecuencia de una lesión que ocasione una fractura ósea, por lo que se estimularía la actividad osteoclástica ocasionando destrucción, fragmentación, remodelado y deformidad manifiesta. El aumento del flujo sanguíneo podría actuar como factor predisponente al reducir la densidad ósea. La neuroartropatía de Charcot se presenta como una pérdida de la bóveda plantar, un acortamiento del eje anteroposterior del pie, una convexidad medial y un gran edema por vasodilatación.

- Onicomicosis y pie de atleta, distintos autores coinciden en que la onicomicosis no tiene mayor prevalencia en los pacientes diabéticos, salvo las causadas por Candida.
- Perionixis es una infección bacteriana aguda (producida generalmente por Staphylococcus aureus) de entrada cuticular (predispuesta en la mayoría de las ocasiones por manipulaciones de manicura) que cursa con eritema, edema y dolor intenso en el borde de la proximal de la uña.
- Grado úlcera superficial, es de carácter neuropático y consiste en la destrucción del espesor total de la piel. Habitualmente se afecta la superficie plantar del pie o de los dedos en áreas sometidas a presiones elevadas, como la cabeza de los metatarsianos (más frecuente la del primer metatarsiano) y el talón. Comienza por una callosidad, que posteriormente se ulcera en su parte central provocando un aspecto *en sacabocados*. No tiende a la resolución, sino más bien a la sobreinfección, lo que puede originar abscesos profundos y osteomielitis.
- Grado II úlcera profunda, es una solución de continuidad o excavación de fondo necrótico que sobrepasa la piel y afecta al tejido subcutáneo, los tendones, los ligamentos y los músculos, pero sin llegar a formar abscesos ni ocasionar lesiones óseas.
- Grado III absceso, es una inflamación aguda purulenta, bien delimitada, que destruye totalmente los tejidos donde se forma. A veces drena al exterior o hacia una cavidad por medio de trayectos irregulares o fístulas. Los abscesos de gran tamaño pueden deformar el tejido o el órgano donde asientan, siendo mayor la deformación si se ha eliminado el pus, se cicatriza y se calcifica la pared del absceso. Suelen estar causados por bacterias, generalmente gramnegativas. Osteomielitis, consiste en una infección ósea de carácter purulento que puede tener un curso agudo (80% de los casos) o crónico, y que suele estar causado por bacterias (el germen más frecuentemente implicado es el Staphylococcus aureus) y, más raramente, por hongos. En los pacientes diabéticos los gérmenes suelen alcanzar el hueso procedentes del exterior.
- Grados IV y V, gangrena, en las extremidades inferiores de los pacientes con lesiones arteriales, especialmente los diabéticos, se desarrolla con relativa frecuencia una trombosis y la consiguiente necrosis isquémica o gangrenosa. Si no se produce una sobreinfección del tejido necrótico, isquemia, deshidratación del tejido y coagulación de las proteínas estructurales producen una desecación de la extremidad, que se conoce

como *gangrena seca.* Si se sobreañade una infección, el tejido sufre una necrosis de tipo colicuativo, lo que se denomina *gangrena húmeda.* La gangrena gaseosa es una gangrena húmeda en la que la infección la provocan gérmenes anaerobios, que liberan toxinas, las cuales condicionan una proteólisis de los tejidos. Ésta facilita la rápida progresión de la necrosis, que se hace patente en el edema (*Pérez-Prieto, 2018*).

Se debe valorar la neuropatía y la vasculopatía.

En el primer caso el estudio de la polineuropatía distal mixta y simétrica constituye la forma más frecuente de neuropatía periférica. La afección sensitiva, que en general predomina sobre la motora, aparece inicialmente en las zonas más distales de la extremidad, progresando proximalmente y adoptando una distribución *en calcetín*. La presencia de neuropatía periférica se explora mediante los siguientes *métodos:* Sensibilidad perceptiva-táctil con el monofilamento 5.07 de Semmes-Weinstein, sensibilidad vibratoria y térmica mediante el diapasón de 128 Hz, presencia de reflejo aquíleo con el martillo de reflejos y sensibilidad dolorosa mediante el dolor al pinchazo en la raíz de la uña del primer o segundo dedos (*Gómez Hoyos et al., 2012*).

En cuanto a la vasculopatía, el estudio se realiza gracias al eco-doppler tras una exploración de la palpación de las piernas y los pies. La existencia de una enfermedad vascular periférica, la presencia de cambios de color en relación con los cambios de posición de la extremidad (excesiva palidez al elevar el pie y enrojecimiento al descenderlo), la frialdad de la extremidad en comparación con la otra, y la existencia de cambios tróficos (atrofia del tejido celular subcutáneo, piel brillante, ausencia de vello en el dorso del pie y onicogriposis). El siguiente paso es realizar la palpación de los pulsos de ambas extremidades inferiores del paciente. Una ausencia de pulsos indicará la presencia de isquemia arterial.

El cálculo del índice tobillo-brazo, o índice YAO, que consiste en calcular el cociente entre la presión arterial sistólica en el tobillo y la presión arterial sistémica en el brazo: Para medir la presión en el tobillo se coloca el manguito de presión justo encima del mismo (*Gómez Hoyos et al., 2012*).

5. DIABETES EN ETAPAS DE LA VIDA Y EN CIRCUNSTANCIAS DIFERENTES

5.1. Diabetes en la mujer

5.1.1. Síndrome del ovario poliquístico

El SOP es la causa más común de infertilidad en la mujer y afecta del 6 al 12% (hasta 5 millones) de mujeres en edad reproductiva en los Estados Unidos. Pero es mucho más que eso. Las mujeres con este síndrome con frecuencia tienen resistencia a la insulina externa, es decir, que no responden eficazmente a la insulina, por lo que sus cuerpos continúan produciendo más. Se piensa que el exceso de insulina hace aumentar los niveles de andrógenos producidos por los ovarios, lo cual puede hacer que no se liberen los óvulos (ovulación) y puede causar menstruaciones irregulares, acné, debilitamiento del cabello y crecimiento excesivo de vello en la cara y el cuerpo.

Y lo que es más preocupante, los niveles altos de insulina a causa del síndrome del ovario poliquístico pueden causar problemas de salud graves, especialmente en mujeres que son obesas. Es común que las mujeres se enteren de que tienen el SOP cuando tratan de quedarse embarazadas, pero a menudo la afección comienza poco después de tener el primer periodo menstrual, con solo 11 o 12 años de edad. También se puede presentar entre los 20 y 39 años de edad. Para determinar si tiene SOP, su médico verificará si presenta por lo menos 2 de estos 3 *síntomas:*

- Periodos irregulares o ausencia de periodos a causa de la falta de ovulación.

- Niveles más altos de lo normal de las hormonas masculinas, lo cual puede causar vello excesivo en la cara y el cuerpo, acné o debilitamiento del cabello.
- Quistes pequeños múltiples de ovarios.

Tener solamente quistes de ovario no es suficiente para diagnosticar SOP. Muchas mujeres sin SOP tienen quistes de ovarios y muchas mujeres con SOP no tienen quistes.

En un estudio realizado por el investigadores del Ramón y Cajal, y tras realizar un meta-análisis sobre la asociación frecuente del síndrome de ovario poliquístico (SOP) y sus signos y síntomas con la DM tipo 1 actualmente la DM tipo 1 se trata eficazmente administrando insulina por vía subcutánea. Esto conlleva que, para llegar al hígado y frenar la producción hepática de glucosa, las pacientes requieren cantidades de insulina que necesariamente serán mayores que las producidas por el páncreas en personas sin DM, ya que en estas últimas la insulina va directamente al hígado por la circulación portal. Además, antes de llegar al hígado, la insulina administrada por vía subcutánea viaja a través de la circulación sistémica, exponiendo a los ovarios a cantidades excesivas de insulina.

Esto no ocurre en las pacientes no diabéticas, ya que el ovario recibe la sangre de la circulación sistémica, mientras que la insulina es vertida a la circulación portal y sólo una fracción menor del total secretado llega a la circulación sistémica. El problema de la cantidad excesiva de insulina que llega al ovario es que la insulina estimula en esta glándula la producción de las hormonas masculinas –los andrógenos– en mujeres predispuestas, que de esta forma desarrollan el SOP y sus signos.

5.1.2. Diabetes en el embarazo/parto

Sueroterapia e insulina durante el parto en la gestante diabética. Protocolo de sueroterapia e insulina durante el parto en la gestante diabética, sólo se aplicará este protocolo a las mujeres gestantes con DM pregestacional y diabetes gestacional que precisen insulina > 20 U/día. En el resto de situaciones manejar como parto normal.

Cuando existan otras enfermedades asociadas como insuficiencia renal, enfermedad cardiovascular o cualquier situación que precise que el manejo hidroelectrolítico no sea el estándar, avisar a su médico. Se precisan ayunas de 8 horas desde la inducción; en el caso de que sea programado, suspender la dosis matutina de insulina.

Se pretende mantener la glucemia entre 70 y 120 mg/dL y evitar cetonuria.

En el momento que su médico responsable decida dejar en absoluta terapia, bien para realizar cesárea, inducción de parto o el parto ya ha comenzado espontáneamente, se iniciará la perfusión de glucosa + insulina de la siguiente *manera*:

- Perfusión de suero glucosado al 10% a un ritmo constante de 100 ml a la hora (500 cc/5 horas) + 10 mEq de ClK en cada suero.
- Pasar en Y con los glucosados los sueros salinos, si su médico responsable lo considera oportuno para mantener buen nivel de hidratación: 500 ml/12 horas de suero fisiológico (adaptando la perfusión al nivel de hidratación).
- Emplear perfusión de insulina (concentración 1 U/ml). Para ello se empleará insulina regular 50 U disuelta en 50 ml en suero salino al 0,9%: Jeringa precargada para administrar en bomba de perfusión, solicitar a farmacia. Se administrará en bomba de perfusión en Y con glucosados a un ritmo inicial que aparece en la siguiente *tabla de inicio:*

Cuadro 5.11. *Dosis total de insulina cada 24 horas que la paciente precisa en el momento de ingresa. Elaboración propia.*

	Dosis total de insulina cada 24 horas que la paciente precisa en el momento de ingresa		
Glucemia capilar que la paciente tiene en el momento de iniciar la perfusión	< 30 U/día	30-60 U/día	> 60 U/día
< 70 mg/dl	0	0	0
70-90 mg/dl	0	1 ml/h = 1 U/h	1 ml/h = 1 U/h
91-110 mg/dl	1 ml/h = 1 U/h	2 ml/h = 2 U/h	2 ml/h = 2 U/h
111-140 mg/dl	2 ml/h = 2 U/h	3 ml/h = 3 U/h	4 ml/h = 4 U/h
141-170 mg/dl	3 ml/h = 3 U/h	4 ml/h = 4 U/h	5 ml/h = 5 U/h
171-200 mg/dl	4 ml/h = 4 U/h	5 ml/h = 5 U/h	6 ml/h = 6 U/h
> 200 mg/dl	5 ml/h = 5 U/h	6 ml/h = 6 U/h	7 ml/h = 7 U/h

Es decir que si una gestante al ingreso está tratada con insulina o análogo rápidos: 8-8-10 e insulina basal 20 U con la cena (dosis total 46 U/día) y la glucemia al ingreso es de 120 mg/dl la perfusión de insulina debe iniciarse a un ritmo de 3 U/h.

Se harán glucemias capilares cada 1/2 hora hasta que 2 o más glucemias consecutivas estén entre 70-120 mg/dl, pasándose si es así a glucemia capilar horaria. Si se volviera a desestabilizar el control glucémico, volveríamos a realizar glucemia capilar cada media hora. Este proceso se repetirá las veces que sea necesario para mantener un buen control.

Monitorización de glucemia

Determinación de glucemia capilar:

- Cada 4 horas en maduración cervical con gel.
- Cada 2 horas en fase latente del parto.
- Cada hora en la fase activa:
  - El ritmo de infusión de la bomba de insulina se modificará en función de las glucemias capilares siguiendo un algoritmo y se realizará siempre con respecto el ritmo previo que esté pasando en ese momento.
  - Valorar solicitar pruebas complementarias: Creatinina, sodio, potasio y cetonuria; según evolución.
  - Contactar con Endocrinología siempre y cuando los niveles de glucemia sean mayores de 120 mg/dl de forma repetida a pesar de aplicar correctamente el protocolo.
  - Si precisa oxitocina, esta se administrará por un tercer suero (fisiológico) y por vía diferente.
- *Tratamiento de hipoglucemia:* Se actuará siguiendo la pauta general indicada en protocolo de insulina iv. De manera general si glucemia capilar < 70 mg/dl, administrar en bolo 10 g de glucosa iv (20 ml de glucosa al 50%) si el paciente está consciente o 20 g (40 ml de glucosa al 50%) si tiene pérdida de conciencia. Determinar la glucemia a los 15 minutos y repetir administración tantas veces como sea preciso hasta que la glucemia sea > 70 mg/dl. Reiniciar perfusión si glucemia >120 mg/dl.
  - Tras parto suspender bomba de infusión de insulina manteniendo el aporte de glucosado al 10% al mismo ritmo (100 ml/h) y si precisa suero fisiológico limpio para mantener un buen nivel de hidratación.

- Glucemias capilares horarias, hasta que 2 o más glucemias capilares estén entre 120-180 mg/dl, pasando posteriormente a glucemias cada 2 horas.
- Cuando la glucemia sea mayor de 140 mg/dl iniciar perfusión de insulina en bomba a un ritmo de 1 ml/h = 1 U/h. Modificar el ritmo de infusión de insulina según tabla de ajuste.
- Una vez que se inicie tolerancia oral y esta sea adecuada, se pasará a pauta habitual de insulina subcutánea reduciéndose de forma orientativa la dosis de insulina a 2/3 la dosis que se administra previa al parto. Se suspenderá sueroterapia e insulina en perfusión. Se realizarán glucemias capilares antes de desayuno, comida y cena y al acostarse.

Diabetes gestacional

En general y salvo excepciones que se indiquen en la historia clínica se suspenderá la insulina a todas las mujeres. Se manejará desde un punto de vista endocrino-metabólico como si se tratara de una no diabética, es decir no precisara insulina posparto. No obstante, pautaremos glucemias capilares primer día postparto y posteriormente según resultados obtenidos ese primer día. Se realizará PIC a Servicio de Endocrinología y Nutrición sí persiste hiperglucemia.

5.1.3. Diabetes y enfermedad cardiovascular en la mujer

Estudios realizados por la *Sociedad Española de Cardiología* en el campo del síndrome coronario agudo y de la insuficiencia cardiaca, las mujeres se ven desfavorecidas respecto a los varones en la adopción de las medidas diagnósticas y terapéuticas recomendadas, lo que puede influir en un peor pronóstico. Por ejemplo, la mortalidad y las complicaciones hospitalarias en las mujeres con SCACEST se duplican en relación con las de los varones (*Anguita et al., 2008*).

La diabetes, que en general dobla el riesgo cardiovascular frente a la población no diabética, en mujeres incrementa el riesgo de forma significativa: Las mujeres diabéticas tienen un 40% más de riesgo de cardiopatía isquémica (infarto agudo de miocardio o angina de pecho) frente a los hombres diabéticos. Además, en ellas aumenta el riesgo cardiovascular total en siete veces frente a tres de un varón diabético, con mayor incidencia de infarto, ictus e insuficiencia cardiaca, y con mayor mortalidad en las mujeres. A esto se añade peor adherencia a tratamiento farmacológico y sedentarismo.

A. Factores de riesgo cardiovascular propios

Junto a la presencia de los llamados factores de riesgo *clásicos,* también existen factores de riesgo *propios* o diferenciales del sexo femenino, entre ellos los relacionados con el embarazo. En este grupo están todos los relacionados con trastornos hipertensivos durante la gestación, como hipertensión gestacional o preeclampsia, diabetes gestacional, parto prematuro o aborto espontáneo. Todos ellos se asocian a un incremento del riesgo cardiovascular en la mujer a lo largo de su vida.

También existen otros factores exclusivos del sexo femenino, como el síndrome del ovario poliquístico o la menopausia precoz. Esta última aumenta el riesgo cardiovascular por la pérdida de la actividad de los estrógenos, un peor perfil lipídico, cambios en la distribución de la grasa corporal, un aumento de la hipertensión arterial y, en general, disfunción endotelial e inflamación.

Además, la depresión, un factor de riesgo cardiovascular en aumento junto con el estrés psicosocial o agudo, penaliza más a las mujeres porque están más expuestas a la adversidad que los hombres.

También se ha demostrado que enfermedades autoinmunes e inflamatorias como el lupus eritematoso sistémico y la artritis reumatoide, con una elevada prevalencia en mujeres, se asocian ateroesclerosis acelerada. La cardiopatía isquémica es la primera causa de muerte en mujeres con lupus. Las mujeres jóvenes, de entre 35 y 44 años, con lupus tienen una probabilidad de sufrir infarto de miocardio 50 veces superior a las mujeres de edad similar sin esa enfermedad, según el *Framingham Heart Study*.

5.1.4. Infecciones genitales

Muchas mujeres contraerán una infección vaginal por hongos, o candidiasis. La incidencia aumenta en la mujeres diabéticas especialmente si sus niveles de azúcar en la sangre son altos, debido la combinación de cualquiera de estas variables con los niveles de azúcar en la sangre incluso levemente altos crea un entorno fácil para el crecimiento excesivo de levadura.

Más del 50% de las mujeres contraerán una infección urinaria (IU) en su vida, y el riesgo puede ser más alto si tiene DM. Entre las causas están los niveles altos de glucemia y la mala circulación (que reduce la capacidad del organismo para combatir las infecciones). Además, en algunas mujeres la vejiga no se vacía completamente debido a la DM, lo que crea un medio perfecto para que se multipliquen las bacterias; debemos recordar que ante niveles elevados en sangre de glucemia, se producirá glucosuria.

Con el fin de prevenir las IU se recomienda beber agua en abundancia, usar ropa interior de algodón y orinar con frecuencia en lugar de esperar a que la vejiga esté llena.

5.2. Paciente diabético hospitalizado

5.2.1. ¿Qué hacer ante un paciente hospitalizado con hiperglucemia?

Hay que detectar durante las primeras 24 horas de ingreso la hiperglucemia para planificar el tratamiento y monitorizar las glucemias para optimizar el control, podremos gestionar una adecuada educación diabetológica y por supuesto, planificar el tratamiento al alta hospitalaria.

Es importante conocer qué tipo de DM tiene el paciente.

Ante diabetes insulinodependiente, *descartas si existe cetoacidosis*, si:

- *Sin cetoacidosis:* Mantener su tratamiento habitual con insulina y con pauta correctora
- *Conocido o debut con cetoacidosis (CAD):* Tratamiento de la CAD con insulina intravenosa.
- *Debut sin CAD:* Iniciar insulinización a 0.7 UI/kg/día

Cuando tratamos la diabetes no insulinodependiente o DM-2, debemos suspender los antidiabéticos orales (ADOS)/parenterales (análogos de GLP1, AGLP1: Liraglutida (Victoza®), exenatida (Bydureon®, Byetta®), dulaglutida, (Trulicity®), lixisenatida (Lyxumia®)).

Hay que recordar que la insulina regular (Actrapid®), los análogos de insulina de acción ultra rápida (Humalog Lispro®, Novorrapid® y Apidra®) son los únicos que se pueden utilizar vía intravenosa. No se debe mezclar la insulina con albúmina porque enlentecen su acción, solamente se puede diluir el suero fisiológico, glucosado o glucosalino.

Sí debemos administrar subcutáneamente insulina rápida e insulina lenta siempre cargaremos la rápida en primer lugar.

Calcular correctamente la pauta de insulina, se empleará insulina subcutánea salvo si: Cetoacidosis diabética, situación hiperglucemia hiperosmolar no cetósica (SHHNC), enfermo crítico, perioperatorio de cirugía mayor, hiperglucemia exacerbada por el tratamiento con altas dosis de glucocorticoides sin control con pauta subcutánea de insulina, nutrición parenteral, pacientes con edemas importantes a nivel subcutáneo en zona de administración de insulina.

5.2.2. El paciente diabético ante una cirugía

Los niveles elevados de glucemia incrementan el riesgo de morbimortalidad en el paciente postquirúrgico, sean diabéticos conocidos o no, fundamentalmente por aumento de riesgo de infecciones y de dehiscencia de suturas, y es mayor en cirugías más complejas.

Este aumento de riesgo aparece ya con niveles de hiperglucemia leve (glucemia mayor de 120-140 mg/dl o HbA1c > 7%).

La razón de este protocolo es optimizar el control glucémico previo a la cirugía y evitar tanto las hiper como las hipoglucemias en el preoperatorio inmediato.

A. Valoración preoperatoria del paciente diabético

Para la valoración adecuada preoperatoria del paciente diabético es necesario disponer al menos de: peso/talla/IMC, HbA1c reciente (menos de 2-3 meses), bioquímica básica.

Conocer el tratamiento habitual de la persona como los antidiabéticos orales o la insulina (tipo, número de dosis y dosis total de insulina/día).

B. Objetivos

1. *Mejorar control metabólico preoperatorio:* Se retrasará la cirugía de pacientes con mal control metabólico (HbA1c > 8%). Individualizar según urgencia de cirugía y probabilidad de mejorar de forma significativa el control glucémico en plazo razonable para esa cirugía.
    - En general, en un paciente insulinizado con terapia bolo-basal (4 o más dosis/día de insulina) y uno o más antidiabéticos orales con buena adherencia terapéutica, la probabilidad de mejoría significativa del control a corto plazo es pequeña.
    - Si en la historia clínica del paciente constan múltiples intentos de mejoría del control glucémico sin conseguirlo, no retrasar la cirugía.
    - Remitir a consulta de Endocrinología y Nutrición del hospital a los pacientes con HbA1c >8% a los que se les decida retrasar la cirugía.
2. *Detectar a pacientes con alto riesgo hipoglucemia perioperatoria*, como:
    a. Insuficiencia renal severa (aclaramiento de creatinina estimado < 15 mg/24h) y hepatopatía severa.
    b. Pacientes con deterioro cognitivo severo.

c. Pacientes con desnutrición severa (IMC <18. Pérdida de peso reciente involuntaria >10%, enfermedad *caquetizante*).
d. Antecedentes en último año de hipoglucemia grave y/o inadvertidas.

3. *Detectar pacientes diabéticos no diagnosticados entre pacientes con alto riesgo:*
a. Obesos (IMC > 30).
b. Historia previa de hiperglucemia de estrés por enfermedad o por tratamiento con corticoides.
c. Glucemia basal alterada (entre 100-127).
d. Hiperglucemia en rango diabetes (basal >127) no diagnosticada. Pedir a todos HbA1c

4. *Dar instrucciones (por escrito)* a los pacientes diabéticos en consulta preanestesia:
   - *Antidiabéticos orales o antidiabéticos inyectables no insulínicos.* En el caso de metformina, sulfonilureas e inhibidores de DDP-4: Se recomienda tomar la medicación mientras mantenga la ingesta o hasta que inicie la situación de ayuno para la cirugía. La recomendación previa de suspender metformina 48 horas antes de la cirugía no se mantiene en la actualidad. Los inhibidores de SLGT-2 pueden favorecer la cetoacidosis glucémica en el postoperatorio. Por ese motivo, aunque hay poca evidencia en cuanto a su manejo preoperatorio, hay que valorar suspenderlos 48 horas antes de la cirugía, tomar la última dosis 48 horas antes. Y en relación a los análogos de GLP-1 enlentecen el vaciamiento gástrico, aunque no hay evidencia de que su administración previa a la cirugía aumente las complicaciones anestésicas o postquirúrgicas. Por tanto se administrará hasta el día previo a la cirugía. Si se recomienda que el ayuno previo a la cirugía sea algo más prolongado de lo habitual (10-12 horas).
   - *Pacientes en tratamiento con insulina subcutánea.* Todas las insulinas del día previo se deben mantener igual, excepto si están en tratamiento con insulina basal (Lantus, Abasaglar, Levemir, Toujeo, Tresiba) o insulinas premezcladas por la noche (Novomix 30, Humalog Mix 25, Humalog Mix 50): Disminuir la dosis habitual de insulina un 20%. Se deberá indicar por escrito la dosis a administrar la noche previa al paciente.

- A aquellos pacientes en tratamiento con *bomba de infusión continua de insulina* (BICI). Se consultará con su médico para dar indicaciones personalizadas. En caso de ser cirugía urgente se retirará la BICI previo a la intervención y se comenzará con protocolo habitual de insulina intravenosa reiniciándose la conexión a la BICI cuando se suspenda protocolo intravenoso según evolución del paciente.

B. Protocolo de diabetes

En reanimación se pautará sueroterapia según sus necesidades estimadas de volumen e iones como en pacientes no diabéticos. El hecho de ser diabético no es una contraindicación para poner suero glucosado, sin insulina intravenosa se realizarán controles de glucemia capilar cada 4 horas, excepto por indicación expresa de su médico.

Pauta correctora de análogo de insulina rápida (Humalog o Novorapid) subcutánea cada 4 horas según controles previos:

- Si glucemia < 70: Protocolo de hipoglucemia.
- Si glucemia 71-150: Nada
- Si glucemia 151-200: 2 U
- Si glucemia 201-250: 4 U
- Si glucemia 251-300: 6 U
- Si glucemia > 300: Iniciar protocolo insulina IV.

Si la estancia del paciente se prolonga quedándose ingresado se iniciará pauta bolo-basal subcutánea según el protocolo correspondiente si tolera. En general se iniciará insulina basal por la tarde (entre 7-10 horas) a dosis de 0.1 u/kg/día y se continuará con pauta móvil según controles (*Ed, 2020*).

5.3. Diabetes en la infancia

La DM tipo 1 se produce por un daño irreversible de unas células del páncreas encargadas de producir la hormona insulina (células beta). La DM tipo 1, antes conocida como DM juvenil, es la habitual de los niños y los jóvenes y necesita tratamiento con insulina. Es una enfermedad autoinmune. Esto quiere decir que el sistema de defensa de una persona ataca a sus propias células del páncreas y por ello dejan de producir insulina. La causa de este fenómeno no se conoce.

La forma frecuente de *aparición en edad infantil* es:

- Necesidad de orinar muchas veces y en grandes cantidades.
- Tener mucha sed y beber muchos líquidos.

- Tener hambre y comer más.
- Pérdida de peso sin intención.
- Cansancio.
- Cuando la glucemia está aumentada, parte de este azúcar excesivo se elimina por el riñón. La presencia de glucosa en orina se llama *glucosuria.* Para que la glucosa se elimine por la orina se tiene que disolver en grandes cantidades de agua, eliminándose así mucha agua por la orina. Esto da lugar a los síntomas típicos de la DM.

Su diagnóstico de sospecha se realiza al valorar los síntoma como sospecha de la existencia de una DM y suelen ocurrir unas 2-3 semanas antes de que se diagnostique. Para confirmarla es necesario hacer un análisis de la glucosa en sangre (con una gota de sangre capilar en un dedo es suficiente). El diagnóstico se hace cuando hay síntomas típicos y glucemia capilar por encima de 200 mg/dl.

El tratamiento de la DM per se no difiere de la edad pediátrica a la edad adulta. Sin embargo, la edad pediátrica comprende una serie de *características* que la hacen diferente a cualquier otra:

- Es más inestable, ya que influyen variables tanto de tipo biológico (hormonales, elevada frecuencia de enfermedad intercurrente) como de tipo psicológico, cognitivo y social.
- Es necesaria la colaboración del niño. Se pueden presentar situaciones en las que conseguirlo es un reto difícil de alcanzar, principalmente, si el niño es menor de 5 años y por supuesto, en lactantes.
- Los padres tienen más tendencia a tener miedo a las hipoglucemias relacionado con la falta de síntomas, las hipoglucemias por falta de apetito y las relacionadas con actividad física no controlada.
- Los niños suelen tener miedo a las inyecciones y atracción por alimentos que exigen control (golosinas, dulces), pero la falta de capacidad cognitiva para comprender la necesidad de control dificulta la integración de la DM en su vida diaria.
- El paciente con DM en edades muy tempranas necesita de mayor dedicación si cabe para obtener un buen control y de la colaboración de los padres y/o tutores del niño.
- Una actitud proactiva de los padres es muy importante ya que esta influirá en la capacidad y habilidad de autogestión en el niño.
- En edades tempranas el intento de mantener los valores de glucemia dentro de objetivos de control intensivos puede aumentar el número de hipoglucemias, incluyendo episodios de hipoglucemia grave.

5.3.1. Diabetes en el colegio

Para lograr el objetivo que su progreso evolutivo se vea afectado lo menos posible por su enfermedad es necesaria la mejor integración posible en los diferentes contextos en los que se desenvuelve: Individual, familiar, social y escolar. Estos deben adaptarse a sus necesidades de tratamiento médico y educativo.

La DM es una de las enfermedades crónicas más frecuentes en la edad pediátrica por lo que hay muchas posibilidades de que cada profesor tenga en su clase, a lo largo de su vida profesional, algún niño o adolescente con DM.

Hay aspectos de la enfermedad que deben ser conocidos por los profesores y educadores para facilitar la integración escolar y social del niño con DM en un ambiente de seguridad. A través de los padres, y del paciente, el equipo docente puede aprender las pautas a seguir en cada caso. Eventualmente los profesionales del equipo sanitario pueden ofrecer información y apoyo.

El niño con DM es un alumno más, que debe seguir las mismas actividades escolares que sus compañeros, tanto intelectuales, como deportivas o lúdicas; su enfermedad no lo impide, sólo es preciso prever y planificar las actividades que se programan desde la escuela.

Para ello es muy importante que el profesorado tenga los conocimientos mínimos necesarios sobre la diabetes.

5.3.2. Diabetes paso de niño a adolescente

La pubertad es una etapa complicada en la vida de las personas, en la que se producen importantes cambios hormonales, psíquicos y sociales. Estos cambios van a influir en el control de la DM, en este punto se añaden los cambios hormonales.

Los hormonales afectan los niveles plasmáticos de glucosa, al aumentar su producción y/o disminuir su consumo, modificando los requerimientos de insulina. Los cambios hormonales también pueden producir cambios en la actitud del adolescente ante determinadas situaciones cotidianas, alterando el control de la diabetes. En esta etapa de la vida, los padres dejan de ser el modelo a seguir para pasar a serlo el *grupo,* es decir el resto de los adolescentes.

La hormona del crecimiento produce una clara resistencia a la insulina, a los que se suman los corticoides y las hormonas sexuales. Uno de los cambios hormonales que mayor repercusión tiene en el control o descontrol de la glucemia son los relacionados con la hormona de crecimiento porque produce una resistencia a la insulina, es decir que a medida que se incrementan los niveles plasmáticos de hormona de crecimiento, en paralelo se produce un aumento en los requerimientos de insulina.

Sin embargo, la secreción de hormona de crecimiento presenta unas características especiales, como son el hecho de que no se produce de forma continua sino que su secreción tiene lugar en forma de picos, es decir que en un momento determinado los niveles de hormona de crecimiento pueden ser muy bajos y a los pocos minutos pasar a ser muy altos. También conviene destacar que los picos de hormona de crecimiento son especialmente abundantes de madrugada y en las primeras horas de la mañana, provocando que las personas con DM presenten hiperglucemias al despertar. Los niveles de hormona de crecimiento varían mucho, dando lugar a que unos días se levanten con glucemias altas y otros con glucemias normales o incluso bajas, esto sucedería los días donde los niveles de hormona de crecimiento sean bajos. Estas oscilaciones matutinas de la glucemia son muy difíciles de controlar, y puede crear sentimiento de incapacidad al no controlar la glucemia. Es importante que el adolescente sepa que es un efecto transitorio y que pasada la pubertad los efectos de la hormona de crecimiento son más leves.

5.4. Diabetes en el anciano

La presencia de DM en el anciano duplica el riesgo de deterioro funcional, especialmente en la población más frágil, contribuye a la aparición o agravamiento de síndromes geriátricos (caídas, incontinencia urinaria, depresión, demencia, dolor persistente), y comporta una mayor vulnerabilidad para padecer otras comorbilidades, que a su vez agravan el efecto sobre la independencia funcional, la calidad de vida y otras complicaciones asociadas.

La otra consideración diferencial básica respecto a la población general con DM2 es el factor tiempo. Los beneficios asociados al control glucémico requieren un período de 5-10 años para la reducción de las complicaciones microvasculares y de unos 20-30 años para disminuir la morbimortalidad cardiovascular. Por tanto, el tiempo de evolución de la diabetes y la expectativa de vida total y activa del paciente resultan de gran importancia a la hora de planificar los objetivos terapéuticos (*Gómez Huelgas et al., 2013*).

Debemos tener en cuenta que la población anciana con DM2 presenta una marcada heterogeneidad clínica, consecuencia de diferencias en los cambios estructurales y funcionales asociados al envejecimiento, duración de la DM, la presencia de complicaciones o comorbilidades asociadas y la polifarmacia. Por otra parte, los cambios relacionados con la edad en la función renal y en la percepción de la sed, pueden amortiguar los síntomas cardinales de la hiperglucemia, como la polidipsia o la poliuria.

Los ancianos con diabetes, tienen más comorbilidades que los no diabéticos, también presentan más riesgo de depresión, caídas, deterioro cognitivo y de incapacidad funcional.

Por último, en pacientes ancianos, en quienes mejorar la calidad de vida es el objetivo primordial, el peso de los potenciales efectos adversos farmacológicos y sus consecuencias a corto y medio plazo puede superar los posibles beneficios del tratamiento (sobre todo, si se trata de variables subrogadas como la proteinuria), lo cual debe tenerse en cuenta en la toma de decisiones, especialmente en los individuos muy ancianos (mayores de 85 años) (*Gómez Huelgas et al., 2013*).

5.5. Diabetes en el hombre

Los hombres con DM tienen una probabilidad más de 3 veces mayor de desarrollar disfunción eréctil que los hombres que no tienen DM. Un buen control puede ayudar a prevenir y tratar la disfunción eréctil causada por los daños en los nervios y los problemas de circulación.

La aparición en los hombres diabéticos es más temprana y su prevalencia también es mayor, por lo que puede alcanzar hasta un 75%. Se ha descrito que la disfunción eréctil puede estar presente en más del 50% de los diabéticos dentro de los 10 años siguientes al diagnóstico de la DM, e incluso puede estar presente en el momento del debut clínico.

6. HACIA DÓNDE VAMOS

La introducción de la nuevas tecnologías añadido a la revolución farmacológica ha provocado que la diabetes se haya convertido en un síndrome crónico que convive con el día a día de muchas personas; tanto si hablamos de diabetes de nueva instauración o como enfermedad crónica.

El empoderamiento en el autocuidado y la toma de decisiones, gracias a la ayuda de las nuevas tecnologías, lleva a que el paciente posea las habilidades, la motivación y la confianza para hacerlo, siempre en colaboración con el profesional sanitario.

Dentro de este amplio abanico de posibilidades terapéuticas y diagnósticas están las bombas de insulina y los sistemas de monitorización continua de glucosa en sangre, añadidos a los foros, apps y páginas webs. El trabajo colaborativo entre sanitarios y pacientes a través de las nuevas tecnologías ayudará a la implantación de telesalud para mejor control de la enfermedad, según J.M. Miraellus.

Entre las mejores *páginas webs sobre diabetes* según los usuarios se encuentran:

- Esta página pertenece a *Beyond Type 1* una organización sin fines de lucro que entiende nueva manera de hacer filantropía usando el poder de las redes sociales y la tecnología, buscando cambiar lo que significa vivir con una enfermedad crónica como es la diabetes. Su objetivo es proporcionar recursos y apoyo a los que viven con diabetes tipo 1, a través de la educación a la comunidad global Beyond Type 1, empoderando a las personas con esta patología para que vivan bien hoy y mañana mejor.

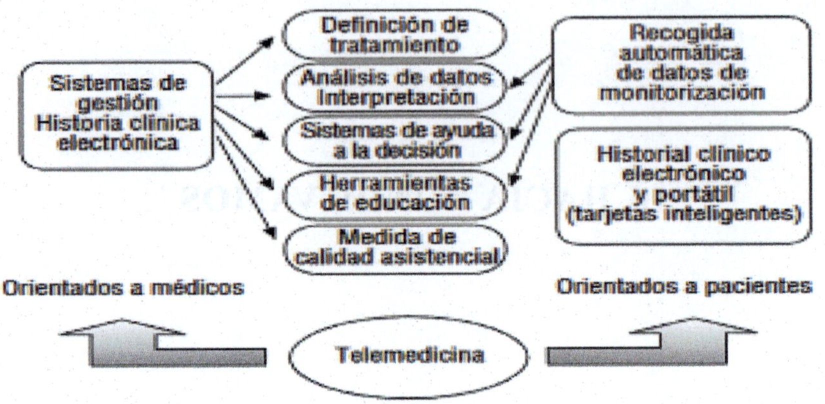

Figura 6.14. *Aplicación de las tecnologías de la información y de la comunicación al manejo de la diabetes (Trillo et al., 2010).*

Contiene un foro muy dinámico y con mucha actividad acerca de la diabetes: http://www.estudiabetes.org

- *Diabetes Daily* fue fundada en 2005 por David Edelman y Elizabeth Zabell, poco después de que Elizabeth fuese diagnosticada con diabetes tipo 1. Sorprendidos por el apoyo que la comunidad de diabéticos online les estaba proporcionando, se animaron a crear su propia página web http://www.diabetesdaily.com
- *Diabetes.co.uk* es la comunidad online de personas con diabetes más grande de Europa. Aunque su página web es de las más completas sobre diabetes, en su blog también podrás conocer otros aspectos de manera más dinámica y amena. Sus artículos tratan periódicamente temas de actualidad relacionados con la diabetes: https://www.diabetes.co.uk/blog/
- La página de la *Sociedad Española de Diabetología* tiene como fin llegar al conjunto de los ciudadanos con mensajes de estímulo a la prevención y sensibilización respecto a la dimensión de la enfermedad de la diabetes y ser reconocido como un agente que contribuye al desarrollo de la Sociedad en que actúa, impulsando la investigación y la formación de los profesionales relacionados con el ámbito de la diabetes: https://www.sediabetes.org

6.1. Las nuevas tecnologías al servicio de la información

Son numerosos los pacientes que acuden a internet en busca de conocimientos. Existían la asociaciones de pacientes en los barrios o ciudades, que aunaban conocimientos y experiencias, en la actualidad, las tecnologías les han permitido poder abrirse a otros pacientes extralímites.

Por tanto, el uso de tecnologías de la información y la comunicación (TICS) ha dado un impulso en el control de la enfermedad e informan en el ámbito de los hábitos de vida, tratando de influir en la necesidad de cumplir con la alimentación establecida por el médico, medidas higiénicas (el uso de ropa y de calzado adecuados) y la realización de ejercicio físico moderado. En el caso del ejercicio físico, ya hay APPS que integran el gasto calórico y el tiempo dedicado a caminar o correr dentro del conjunto de datos de salud del paciente diabético, igual que con el consumo de grasas, si bien aquí el desarrollo tecnológico aún no automatiza esa información, salvo algunos sensores ópticos que están afinando en la identificación de los nutrientes con fotos que hace el paciente.

Algunos laboratorios ponen sus ciencias al servicio de los pacientes creando comunidades, y en algunos casos son los propios pacientes quienes crean foros para hablar de su propia experiencia. Como siempre la información debe ser veraz y contrastada, creada por profesionales o si son los pacientes los que crean los contenidos, utilizar fuentes fiables.

Existen Apps para el control de la diabetes, uno de los resultados que están siendo medibles es que con las APPS se generan estándares de cuidado de la diabetes, por lo que se pueden reducir consultas, hospitalizaciones y visitas a urgencias. En otros casos, permiten combatir conjuntamente la diabetes y la depresión en pacientes vulnerables, por ejemplo, generando una gestión holística (global) de enfermedades crónicas con las tecnologías móviles.

6.2. Monitorización continua de la glucosa

El primer antecedente relevante de esta tecnología se remonta a 1967, cuando Updike y Hicks publicaron el desarrollo de un transductor con capacidad de transmisión remota que podía ser implantado en un animal para monitorizar la glucosa de manera continua (J Picón, César M Ruíz de Adana, Coordinadoras, 2009).

Un sistema electrónico con el fin de medir de forma constante el líquido intersticial de la glucemia, que consta de un sensor que se coloca debajo de la piel, normalmente a intervalos de entre 1 y 5 minutos, de un transmisor que almacena o envía las lecturas del sensor al receptor cada 5-15 minutos y de un receptor

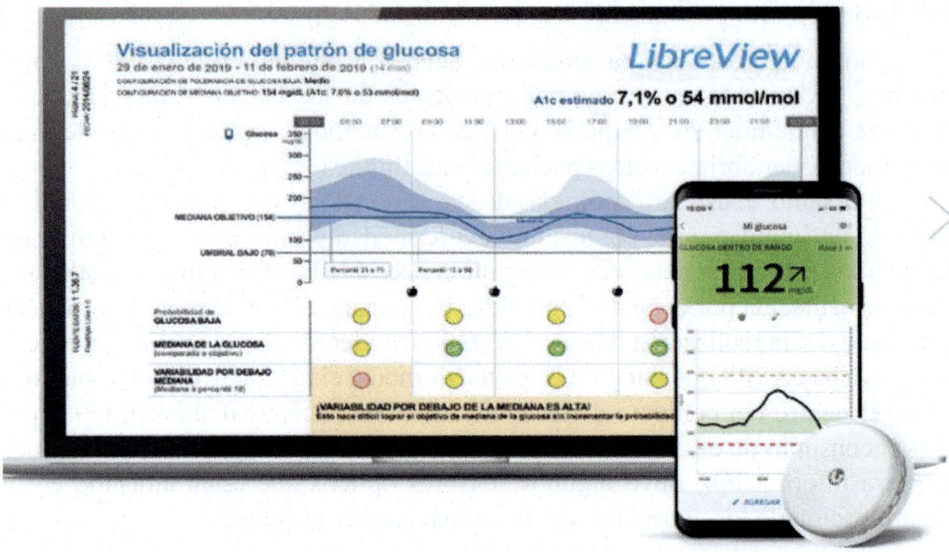

Figura 6.15. *Sistema de monitorización glucemia. Fuente (J Picón César, M Ruíz de Adana, Coordinadoras, 2009).*

especial que muestra los datos, por ejemplo, una bomba de insulina o un dispositivo móvil (un smartphone o un smartwatch) (*Dovc & Battelino, 2020*).

Se introduce una aguja automática que dejará alojado un fino filamento para la medición del líquido. Esta aguja-guía posteriormente se retira y se desecha, quedando el sensor bajo la piel. El transmisor va conectado a este sensor y se sitúa en este caso sobre la piel. En general los sensores de glucosa tienen una duración media de 6-14 días según el modelo (aunque en ocasiones su uso puede ser *alargable*). Generalmente requieren un adhesivo colocado sobre el transmisor para evitar que este pueda desprenderse. El sensor puede colocarse en el abdomen, nalga o brazo según las recomendaciones del fabricante.

Este sistema de *lectura retrospectiva* de la monitorización continua de la glucosa es un complemento importante en la educación terapéutica para mejorar los resultados de las personas que gestionan su tratamiento. Se trata de una experiencia muy positiva para el aprendizaje. Todos los pacientes son susceptibles de este sistema, pero para que sea eficaz se precisa que el objetivo educativo esté bien definido. Se propone esencialmente a aquellos pacientes que no consiguen mejorar el control de la glucosa con medios convencionales, permitiendo identificar o aceptar los aspectos responsables de las oscilaciones de la glucosa (J Picón, César M Ruíz de Adana, Coordinadoras, 2009).

6.3. Bombas de insulina

Los objetivos del tratamiento intensivo en los pacientes con diabetes tipo 1 (DM1) pueden ser alcanzados con múltiples dosis de insulina (MDI), en numerosas ocasiones no llegan a conseguirse, siendo la terapia con infusión subcutánea continua de insulina (ISCI) una buena alternativa terapéutica (J Picón, César M Ruíz de Adana, Coordinadoras, 2009).

La bomba de insulina es actualmente una realidad, es un pequeño dispositivo del tamaño de un teléfono móvil que administra insulina de forma continuada. Consta fundamentalmente de dos partes: el infusor de insulina y el catéter de conexión.

El *infusor* propiamente dicho es un microordenador que ha sido programado previamente para infundir insulina de manera continua las 24 horas del día. Se compone básicamente de una pantalla, una batería, unos botones y un reservorio de insulina. Utiliza análogos de insulina de acción rápida.

El *catéter de conexión* es un fino tubo de plástico que conecta la bomba con el tejido subcutáneo (debajo de la piel). Este catéter termina en una cánula de plástico que está localizada debajo de la piel. Allí será donde se deposite la insulina administrada por la bomba.

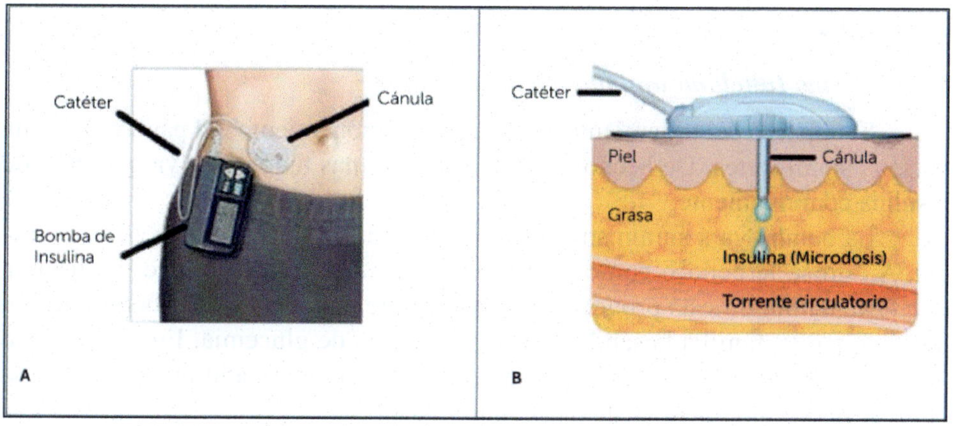

Figura 6.15. *Bomba de insulina y set de infusión (A), Posición de la cánula en el tejido subcutáneo (B) Apablaza et al., 2016).*

Cuadro 6.12. *Indicaciones y contraindicaciones. Elaboración propia.*

Indicaciones	• Glicosilada>7% a pesar del buen cumplimiento • Hipoglucemias graves, recurrentes, nocturnas o desapercibidas • Fenómeno del alba • Amplia variabilidad glucémica • Planificación de un embarazo • Existencia de gastroparesia • Necesidad de flexibilizar el estilo de vida • Requerimientos muy bajos de insulina (< 20 U/días) • Infancia con tutores colaboradores, especialmente en niños muy pequeños y neonatal • Fobia a las agujas • Atletas de competiión
Contraindicaciones	• Falta de motivación y colaboración del paciente • Si no existe personal cualificado que forme y siga a los pacientes • Si el paciente no realiza un mínimo de 4-6 determinaciones de glucemia capilar diarias • Si el paciente no presenta estabilidad psicológica y/o no tiene expectativas realistas • Si no manejan el sistema de intercambio de alimentos o desconocen complicaciones agudas

Es fundamental un buena selección del paciente y su adecuado entrenamiento en la terapia (*Apablaza et al., 2016*). La contraindicación más importante para este tipo de tratamiento es la falta de motivación y colaboración de los pacientes.

Este sistema es mínimamente invasivo y libera insulina en el mismo sitio de 2 a 4 días.

6.3.1. ¿Cómo funciona una bomba de insulina?

El objetivo del tratamiento es imitar el funcionamiento del páncreas de una persona sin diabetes. De hecho esta es la terapia más fisiológica ya que infunde insulina continuamente.

La bomba va a suministrar insulina de forma continuada las 24 horas del día. A esto se le conoce como *perfusión o tasa basal*. La cantidad de insulina que se va a infundir está programada previamente por el equipo diabetológico, el paciente y/o su familia basándose en los controles de glucemia. En ningún caso la propia bomba va a decidir la cantidad de insulina que se administrará. La tasa basal se puede modificar hasta cada 30 minutos.

Además el infusor nos va a permitir suministrar una cantidad mayor de insulina cada vez que comemos. Se trata de los *bolos de insulina*. Los bolos no sólo se van a utilizar para cubrir las comidas, sino que también se emplean para corregir las hiperglucemias (Pharmacologic approaches to glycemic treatment: Standards of Medical Care in Diabetes—2020).

6.4. Microbombas de insulina

Según el laboratorio que lo diseña, es un nuevo modelo de bomba de insulina sin cables para personas con diabetes tipo 1. Incorpora los últimos avances tecnológicos y cuenta con todas las funcionalidades de las bombas de insulina tradicionales, pero con un tamaño reducido para una mayor flexibilidad y discreción. Entre sus múltiples funcionalidades cubre las necesidades de insulina evitando tener que pincharse varias veces al día. Además, permite adaptar y optimizar la terapia según necesidades, con el consiguiente beneficio para la salud.

En este caso permite retirar la microbomba y volver a colocarla sin desperdiciar insulina y sin tubos, fiable, pequeña y ligera. La base de la bomba es reutilizable, y tiene botones de bolo rápido para controlar la administración del bolo directamente desde la bomba.

Depósito con capacidad de 200 U de insulina y de color transparente para poder comprobar el nivel de llenado y detectar burbujas. Dos longitudes de cánula diferentes, con diferentes profundidades de inserción, para adaptarse a las necesidades de cada persona.

Cuando el páncreas está sano, existe una secreción continua de insulina entre ingestas que mantiene la normoglucemia en periodos posprandiales tardíos y situación de ayuno, y una rápida liberación de insulina en respuesta a las comidas. La bomba de infusión trata de imitar este comportamiento. La *tasa basal* (TB) tiene como finalidad controlar la producción hepática de glucosa durante el periodo nocturno y posprandial tardío (más de 4 horas post-bolos) En este caso, además incluye un gesto de bolo integrado da recomendaciones y facilita los cálculos. Además, permite la introducción manual de datos de glucosa para el cálculo de la recomendación de bolo (J Picón, César M Ruíz de Adana, Coordinadoras, 2009).

El sistema de microbomba ayuda a comprobar los valores de glucemia y cubre las necesidades de insulina, a la vez que registra los datos relevantes sobre la diabetes necesarios para optimizar la terapia.

Ante una posible suspensión temporal del tratamiento, es importante establecer algoritmos prácticos que permitan a los pacientes realizar desconexiones temporales de la bomba con pautas alternativas de tratamiento. Las desconexiones entre 15-30 minutos no requieren la administración de dosis adicionales de insulina (J Picón, César M Ruíz de Adana, Coordinadoras, 2009).

En caso de actividades deportivas de contacto, acuáticas, o bien ejercicios muy intensos, se puede desconectar la bomba sin necesidad de retirar el catéter durante un periodo de tiempo no superior a 2 horas.

6.5. APS o sistema de páncreas artificial

Ante la imposibilidad de concebir un APS completamente automático y accesible para los usuarios, en los últimos años grupos de investigación y personal interesado, han desarrollado aplicaciones en internet de uso gratuito para la autogestión de la diabetes.

Nightscout es una de ellas, se destaca por la posibilidad de integrar información proveniente de sensores CGM y bombas de insulina de diferentes referencias accesibles en el mercado, además de permitir el seguimiento y visualización del tratamiento de la diabetes en tiempo real, que incluso se comparte con profesionales de la salud por medio de un navegador web o una aplicación en un dispositivo móvil.

La integración de internet ha mejorado el tratamiento de la diabetes, a partir de ello se han desarrollado plataformas de código abierto como *OpenAPS,* esta permite implementar un APS personal, se compone de un sensor CGM de las marcas Dexcom, Medtronic o Abott Libre; una bomba de insulina y un ordenador de tamaño reducido como *Raspberry Pi* o *Intel Edison,* en el cual se ejecuta el algoritmo de control, al mismo tiempo utiliza *Nightscout* para el seguimiento del tratamiento. El sensor envía las lecturas de glucemia a *Nightscout* y al controlador, el sistema ajusta el perfil basal de insulina mediante bolos o microbolos, teniendo en cuenta la lectura del nivel actual de glucosa del paciente, la predicción del valor futuro del mismo y la insulina presente en el organismo, además de la sensibilidad a la insulina. La experiencia de usuarios ha permitido reconocer que este sistema permite reducir episodios de hipoglucemia, derivados de un mejor ajuste de la terapia de insulina basal, especialmente durante las horas de descanso nocturno.

Otra de las aplicaciones desarrolladas es *Loop*, permite crear un sistema automatizado de administración de insulina. La aplicación está construida sobre *LoopKit,* el cual es un conjunto de marcos que proporcionan almacenamiento, recuperación y cálculo de datos, así como controladores estándar utilizados en *Loop*. Con la plantilla de código abierto *Loop*, es posible construir un sistema de dosificación de insulina que implementa un hardware comercial y genérico, así como tecnologías software que reúnen las bombas de insulina, los dispositivos de monitoreo continuo de glucosa, y el algoritmo de dosificación de insulina, para crear un algoritmo de dosificación de insulina basal en ciclo *Loop;* el cual predice los valores futuros de glucosa basados en los horarios de tasa basal, consumo de carbohidratos, insulina activa y lecturas del nivel de glucosa. Las predicciones de valor de glucosa proveen la información necesaria para que el algoritmo de *Loop* recomiende una tasa basal temporal para alcanzar el rango de control glucémico deseado.

El sistema puede operar bien en ciclo abierto *open-loop*, realizando recomendaciones al usuario para ser aprobadas previo a su implementación, o bien como ciclo cerrado *closed-loop*, estableciendo automáticamente la tasa basal temporal recomendada.

Para la implementación de *Loop* es necesario contar con un sistema operativo *Mojave* o *Catalina macOS*, es posible el uso en Windows a través de una máquina virtual. La aplicación únicamente es compatible con dispositivos iPhone o iPod con un sistema operativo iOS 12.4 o superior. Se puede implementar las bombas de insulina Medtronic 515 o 715 (cualquier firmware), 522 o 722 (cualquier firmware), 523 o 723 (firmware 2.4 o inferior), Worldwide Veo 554 o 754 (firmware 2.6A o inferior), Canadian-Australian Veo 554 o 754 (firmware 2.7A o inferior), y la bomba Omnipod *Eros* pods. Por otra parte, los dispositivos CGM compatibles son los Dexcom G5, G6 y G4 con receptor Share y cualquier dispositivo CGM de Medtronic compatible con las bombas Medtronic soportadas por *Loop*. Finalmente, es necesario contar con un *RileyLink*, el cual permitirá la comunicación entre la bomba de insulina, el sensor de glucosa y la aplicación.

BIBLIOGRAFÍA

- Pharmacologic approaches to glycemic treatment: Standards of medical care in diabetes—2020. (2020). *Diabetes Care*, *43*, S98–S110.
- *El anciano con diabetes*. (n.d.). Retrieved February 20, 2022.
- *Accu-Chek Solo – La microbomba de insulina. Sin cables*. (n.d.). Retrieved December 12, 2021.
- Aliseda, D., Berástegui, L., & Aliseda Pérez De Madrid, D. (2008). Retinopatía diabética. *Anales Del Sistema Sanitario de Navarra*, *31*, 23–34.
- Anguita, M., Alonso, J., Bertomeu, V., Gómez-Doblas, J. J., López-Palop, R., Pedreira, M., Pérez-Villacastín, J., & Roig, E. (2008). Proyecto de estudio sobre la situación de la enfermedad cardiovascular de la mujer en España: conclusiones y recomendaciones finales. *Revista Española de Cardiología Suplementos*, *8*(4), 55D-58D.
- Apablaza, P., Soto, N., Román, R., & codner, E. (2016). Nuevas tecnologías en diabetes. *Revista Médica Clínica Las Condes*, *27*(2), 213–226.
- Ayala, P., Calvo, C., Herrada, M., López Fiallo, M., & Tezanos, R. (2002). Tratamiento farmacológico de la diabetes mellitus. *Offarm*, *21*(10), 120–124.
- Barquilla García, A., Mediavilla Bravo, J. J., Comas Samper, J. M., Seguí Díaz, M., Carramiñana Barrera, F., & Zaballos Sánchez, F. J. (2010). Recomendaciones de la Sociedad Americana de Diabetes para el manejo de la diabetes mellitus. *SEMERGEN - Medicina de Familia*, *36*(7), 386–391.

- Básico, N. (n.d.). *Programa de Educación Terapéutica para niños/as y adolescentes con diabetes tipo 1 y/o padres/tutores y/o cuidadores*. 2022.
- Bhuinneain, N. G., BiestyLM, D. D., & BhuinneainGM, N. (2018). *Cochrane Library Cochrane Database of Systematic Reviews Planned birth at or near term for improving health outcomes for pregnant women with gestational diabetes and their infants (Review) Planned birth at or near term for improving health outcomes for pregnant women with gestational diabetes and their infants (Review)*.
- *Bomba de insulina*. (n.d.). Retrieved December 12, 2021.
- *Clínica y Anatomía Patológica de la Nefropatía Diabética | Nefrología al día*. (n.d.). Retrieved January 10, 2022.
- Cristina, D., Grosso, P., Houssay, B. A., Buenos Aires & Fepreva, A. (n.d.). *Epidemiología, clasificación y diagnóstico de la Diabetes*. Retrieved January 8, 2022.
- *DCUK Blog - Diabetes*. (n.d.). Retrieved December 26, 2021.
- De, B., & Coordinador, L. A. (n.d.). *Prediabetes y diabetes tipo 1 de reciente diagnostico. Sociedad Española de Diabetes 1. Sociedad Española de Diabetes*. 2022.
- De, G., Clínica En, P., & Sns, E. L. (n.d.). *Guía de Práctica Clínica sobre Diabetes Mellitus Tipo 1. Ministerio de Economía y Competitividad Ministerio de Sanidad, Servicios Sociales e Igualdad*. 2022.
- de La Torre, H. G., Fernández, A. M., Lorenzo, M. L. Q., Perez, E. P., & Montesdeoca, M. D. P. Q. (2012). Clasificaciones de lesiones en pie diabético: Un problema no resuelto. *Gerokomos*, *23*(2), 75–87.
- de Respuestas, G. (2014a). *Revista Andaluza de Atención Primaria. Publicación Oficial de SEMERGEN Andalucía*.
- de Respuestas, G. (2014b). *Revista Andaluza de Atención Primaria. Publicación Oficial de SEMERGEN Andalucía*.
- *Diabetes*. (n.d.). Retrieved January 8, 2022.
- *Diabetes de tipo 2: síntomas, causas y tratamientos| Making Diabetes Easier*. (n.d.). Retrieved January 8, 2022.
- *Diabetes insípida: MedlinePlus enciclopedia médica*. (n.d.). Retrieved January 8, 2022.
- *Diabetes y adolescencia, ¿cómo puede afectar el cambio hormonal?* (n.d.). Retrieved February 20, 2022.
- *Diabetes y trasplante de páncreas*. (n.d.). Retrieved February 11, 2022.
- *Diabeweb - Diabetes Daily*. (n.d.). Retrieved December 26, 2021.

- *Diabeweb - Es tu diabetes*. (n.d.). Retrieved December 26, 2021.
- *Disfunción sexual eréctil y diabetes mellitus: Aspectos etiopatogénicos*. (n.d.). Retrieved February 23, 2022.
- Dovc, K., & Battelino, T. (2020). Evolution of Diabetes Technology. *Endocrinology and Metabolism Clinics of North America, 49*(1), 1–18.
- Durán Rodriguez-Hervada, A., & Calle Pascual, A. L. (2015). Criterios diagnósticos de la diabetes gestacional: el debate continúa. *Endocrinología y Nutrición, 62*(5), 207–209.
- *Educación Supervivencia_2016_Naranja_Edit_0016_[Junio_2022]_marco_pagina.FH11 | Enhanced Reader*. (n.d.).
- *El fenómeno del alba y el efecto de Somogyi | Cigna*. (n.d.). Retrieved February 15, 2022.
- *El niño, la diabetes y la escuela*. (n.d.). Retrieved February 20, 2022.
- *El Test de O'Sullivan (La prueba del azúcar) | El Parto es Nuestro*. (n.d.). Retrieved January 8, 2022.
- *Estado hiperglucémico hiperosmolar - Trastornos endocrinológicos y metabólicos - Manual MSD versión para profesionales*. (n.d.). Retrieved January 10, 2022.
- *Estrategia en Diabetes del Sistema Nacional de Salud Actualización*. (2012).
- García Benasach, F. (2012). *Diabetes gestacional análisis de la influencia de parámetros clínicos y ecográficos en los resultados perinatales*.
- García, E. G., García, G., & Diabetes, E. (n.d.). *Diabetes insípida*. Retrieved January 8, 2022.
- Garrido Calvo, A., Cía Blasco, P., & Pinós Laborda, P. (2003). el pie diabético. *Medicina Integral, 41*(1), 8–17.
- *Glitazonas*. (n.d.). Retrieved February 13, 2022.
- Gómez Hoyos, E., Levy, A. E., Díaz Perez, A., Cuesta Hernández, M., Montañez Zorrilla, C., & Calle Pascual, A. L. (2012). Pie diabético. *Seminarios de La Fundación Española de Reumatología, 13*(4), 119–129.
- Gómez Huelgas, R., Díez-Espino, J., Formiga, F., Lafita Tejedor, J., Rodríguez Mañas, L., González-Sarmiento, E., Menéndez, E., & Sangrós, J. (2013). Tratamiento de la diabetes tipo 2 en el paciente anciano. *Medicina Clínica, 140*(3), 134.e1-134.e12.
- *Guía de atención enfermera a personas con diabetes*. (n.d.). 2022.
- Heredia Rodríguez, M. (n.d.). *Cetoacidosis diabética (CAD) y Síndrome hiperglucémico hiperosmolar (SHH)*. 2022.

- *Hipoglucemia en la diabetes - Federación Española de Diabetes FEDE*. (n.d.). Retrieved January 10, 2022.
- *Historia de la diabetes*. (n.d.). Retrieved January 8, 2022.
- *Historia de la diabetes | Asociación Valenciana de Diabetes*. (n.d.). Retrieved January 8, 2022.
- Hospital universitario Principe de Asturias (2020). Control precirugia del paciente diabético.
- *Inhibidores DPP-IV*. (n.d.). Retrieved February 13, 2022.
- *Inhibidores SGLT-2*. (n.d.). Retrieved February 13, 2022.
- *Insulinización subcutánea en el paciente hospitalizado con hiperglucemia*. (n.d.). 2022.
- *Investigadores del IRYCIS publican un estudio sobre diabetes tipo I y ovario poliquístico | CIBERISCIII*. (n.d.). Retrieved February 6, 2022.
- Izquierdo, E. S. (2014). ¿De qué nos sirve evaluar las tendencias del perfil glucémico ambulatorio? *Avances En Diabetología*, *30*(5), 121–130.
- J Picón César M Ruíz de Adana Coordinadoras M J Picón César M Ruíz de Adana, C. M. (2009). *Tecnologías aplicadas a la diabetes.*
- Juan Ascaso, C. F. (n.d.). *Grupo de trabajo de Diabetes mellitus y Enfermedad cardiovascular de la Sociedad Española de Diabetes (SED) Diabetes mellitus y enfermedad cardiovascular*.
- *La diabetes tipo MODY*. (n.d.). Retrieved January 8, 2022.
- *Las mujeres con diabetes tienen un 40% más riesgo de infarto de miocardio que los hombres diabéticos - Sociedad Española de Cardiología*. (n.d.). Retrieved February 8, 2022.
- López Gálvez, M. (2004). Escala internacional de severidad de la retinopatía y del edema macular diabético. *Archivos de La Sociedad Española de Oftalmología*, *79*(4), 149–150.
- López-Simarro, F., Miravet-Jiménez, S., Cols-Sagarra, C., & Castellote-Petit, A. (2010). Determinaciones analíticas en el paciente diabético. *Medicina de Familia. SEMERGEN*, *36*(9), 513–519.
- *Metformina | Asociación Española de Pediatría*. (n.d.). Retrieved February 8, 2022.
- *Microbomba | Community Portal*. (n.d.). Retrieved December 12, 2021.
- Pardo, D. L. (n.d.). *Formas de debut diabetes tipo 1*. 2022.
- Parekh, T. M., Raji, M., Lin, Y. L., Tan, A., Kuo, Y. F., & Goodwin, J. S. (2014). Hypoglycemia after antimicrobial drug prescription for older

patients using sulfonylureas. *JAMA Internal Medicine, 174*(10), 1605–1612.

- Pérez-Prieto, D. (2018). Infecciones en el pie diabético. *Monografías de Actualización de La SEMCPT, 10*(Mon. Act. 2018. Núm. 10), 45.
- Plows, J. F., Stanley, J. L., Baker, P. N., Reynolds, C. M., & Vickers, M. H. (2018). The pathophysiology of gestational diabetes mellitus. *International Journal of Molecular Sciences, 19*(11).
- *PR_END_02_Protocolo IV Diabets Gestacional VF*. (n.d.). 2022.
- *Presentación menú desplegable - SED*. (n.d.). Retrieved December 26, 2021.
- *Prevenir las lipodistrofias. Cómo cuidar las zonas de inyección | Te interesa | Revista Diabetes*. (n.d.). Retrieved February 19, 2022.
- *Programas estructurados de educación terapéutica*. (2020).
- *Qué es la diabetes*. (n.d.). Retrieved February 16, 2022.
- *¿Qué es la retinopatía diabética? - American Academy of Ophthalmology*. (n.d.). Retrieved January 10, 2022.
- Sanchez Rivero, G. (2007). Historia de la diabetes. *Gaceta Médica Boliviana, 30*(2), 74–78.
- Sanzana G., M. G., & Durruty A., P. (2016). Otros tipos específicos de diabetes mellitus. *Revista Médica Clínica Las Condes, 27*(2), 160–170.
- Sarandol, E., Erdinc, S., Senol, E., Ersoy, A., & Surmen-Gur, E. (2022). Effects of vitamin C supplementation on oxidative stress and serum paraoxonase/arylesterase activities in patients on long-term hemodialysis. *Nefrología*.
- *Síndrome del ovario poliquístico y diabetes, enfermedad cardiaca y accidente cerebrovascular*. (n.d.). Retrieved February 6, 2022.
- *Sistema de Páncreas Artificial – APS | Red Iberoamericana de Tecnologías Aplicadas a la Diabetes*. (n.d.). Retrieved February 8, 2022.
- *Sistemas de Páncreas Artificial.pdf - Google Drive*. (n.d.). Retrieved February 8, 2022.
- Skyler, J. S., Bakris, G. L., Bonifacio, E., Darsow, T., Eckel, R. H., Groop, L., Groop, P. H., Handelsman, Y., Insel, R. A., Mathieu, C., McElvaine, A. T., Palmer, J. P., Pugliese, A., Schatz, D. A., Sosenko, J. M., Wilding, J. P. H., & Ratner, R. E. (2017). Differentiation of diabetes by pathophysiology, natural history, and prognosis. *Diabetes, 66*(2), 241–255.

- Tapia Ceballos, L., Córdoba Borras, E., Picazo Angelín, B., & Ranchal Pérez, P. (2008). Diabetes MODY. Una causa frecuente de hiperglucemia. *Anales de Pediatría, 69*(6), 565–567.
- *Tecnologías eSalud para control de la Diabetes – Social Media Salud.* (n.d.). Retrieved December 22, 2021.
- *Trasplante de páncreas*. (n.d.). Retrieved February 12, 2022.
- *Tratamiento con Agonistas del receptor de GLP-1*. (n.d.). Retrieved February 13, 2022.
- *Tratamiento insulina*. (n.d.). Retrieved February 16, 2022.
- Trillo, J. M. M., Extraordinario, V. 42, Manuel, J., & Trillo, M. (2010). Importancia de la implicación del paciente en el autocontrol de su enfermedad: paciente experto. Importancia de las nuevas tecnologías como soporte al paciente autónomo. *Aten Primaria, 42*(1), 41–47.
- Vergel, M. A., Azkoul, J., Meza, M., Salas, A., Velázquez, E., & De, G. (2012). Cetoacidosis diabética en adultos y estado hiperglucémico hiperosmolar: Diagnóstico y tratamiento. *Revista Venezolana de Endocrinología y Metabolismo, 10*(3), 170–175.